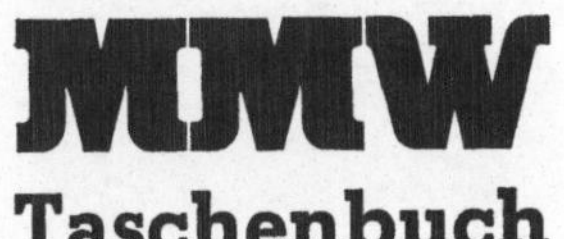

Taschenbuch

Herausgegeben von der Schriftleitung der
Münchener Medizinischen Wochenschrift
Prof. Dr. med. W. Lang · Dr. med. E. Platzer

Chronische Bronchitis

Mit Beiträgen von
K. Ph. Bopp, Bad Ems · M. Debelić, Wolfgang/Schweiz ·
R. Ferlinz, Mainz · G. Fruhmann, München · E. Kuntz,
Wetzlar · K. Pabst, Freiburg · H. Seidel, Gerlingen ·
F. Schmidt, Mannheim · O.-P. Schmidt, Bad Reichenhall

Redaktion: E. Kuntz

27 Abbildungen und 21 Tabellen

Verlagsgesellschaft Otto Spatz

München

ISBN 978-3-540-79783-8   ISBN 978-3-642-85915-1 (eBook)
DOI 10.1007/ 978-3-642-85915-1

Satz:
Münchner Buchgewerbehaus GmbH München

Inhalt

Anschriften der Autoren

Bopp, K. Ph., Prof. Dr. med., Staatl. Kur- und Spezialklinik f. Erkrankungen der Atmungsorgane, 5427 Bad
Ems

Debelić, M., Dr. med., Oberarzt, Asthma- und Allergie-
Klinik, Hochgebirgsklinik Davos-Wolfgang, CH-7299
Wolfgang/Schweiz

Ferlinz, R., Prof. Dr. med., Klinikum Mainz, Abt. f. Pneumologie, 65 Mainz, Langenbeckstr. 1

Fruhmann, G., Prof. Dr. med., II. Medizinische Universitätsklinik, 8000 München 2, Ziemssenstr. 1

Kuntz, E., Prof. Dr. med., Med. Klinik II, Kreis- und
Stadtkrankenhaus, 633 Wetzlar

Pabst, K., Prof. Dr. med., Innere Abt. ev. Diakonie-
Krankenhaus, 78 Freiburg, Hauptstr. 8

Seidel, H., Prof. Dr. med., Fachklinik Schillerhöhe d.
LVA-Württemberg f. Lungen- u. Bronchialerkrankungen, Innere Abt., 7016 Gerlingen 2

Schmidt, F., Prof. Dr. med., Forschungsstelle f. präventive Onkologie, 68 Mannheim, Maybachstr. 14—16

Schmidt, O.-P, Obermed.-Dir. Dr. med., Chefarzt am
Klinischen Sanatorium Trausnitz, 823 Bad Reichenhall, Salzburger Str. 9

Vorwort

Höheres Durchschnittslebensalter der Bevölkerung, fortschreitende Industrialisierung, ungesunde Lebensgewohnheiten und direkte oder indirekte Noxen haben die chronische Bronchitis immer stärker in den Vordergrund gerückt.

Die *Symptomen-Trias* der vollentwickelten chronischen Bronchitis wird gekennzeichnet durch *Husten — Auswurf — Atemnot*.

Diese Trias findet sich jedoch, in recht unterschiedlicher Ausprägung der einzelnen Symptome, bei mehr als 40 verschiedenen primären Erkrankungen des broncho-pulmonalen Systems bzw. sekundären Mitreaktionen der Bronchialwege bei anderen Grundleiden.

Diese Feststellung erfüllt die Forderung von *Löffler* und *Kartagener* aus dem Jahre 1937, daß man unter einer Bronchitis „nicht weniger, vor allem aber auch nicht mehr als nur eine Bronchitis" verstehen sollte, mit modernen differentialdiagnostischen Aspekten und legt dem behandelnden Arzt eine große Verantwortung auf. So können sich hinter dieser Symptomen-Trias einer chronischen Bronchitis — um nur einige wichtige und häufigere Erkrankungen zu erwähnen — verbergen:

Adenomatose	Lungenmetastasen
Bronchialkarzinom	Lungentuberkulose
Bronchiektasen	M. Hodgkin
Bronchopneumonie	Mykosen
Bronchusadenom	Parasitäre Erkrankungen
Kardiale Stauungs- bronchitis	Pleura-Erkrankungen
	Pneumokoniosen
Fremdkörper	Pneumonien
Granulomatosen	Sarkoidose Boeck
Lungenabszeß	Wabenlunge
Lungenfibrosen	u. a.

Die differentialdiagnostische Abklärung eines chronischen Hustens mit oder ohne Auswurf ist daher eine unbedingte Forderung. Jeder chronische Husten mit „normalem" Röntgenbefund der Lunge erfordert eine sorgfältige bronchologische Untersuchung, wie überhaupt bronchologische Untersuchungstechniken die bestmögliche bakteriologische, zytologische, histologische und mykologische Detaildiagnose ermöglichen.

Die chronische Bronchitis ist daher zunächst eine *Ausschluß-Diagnose* und sodann eine *Detail-Diagnose*.

Die Aufklärung ätiologischer Faktoren, das Verständnis der pathogenetischen Entwicklung und die Überprüfung ihrer pathophysiologischen Mechanismen weitet nicht nur das klinische Bild, sondern ermöglicht vor allem gezielte therapeutische Maßnahmen; hierauf gründet sich letztlich auch eine effektive Rehabilitation.

Unter dem Thema „Aktuelle Probleme des chronischen bronchitischen Syndroms" sollten daher im Rahmen einer Fortbildungstagung (Schwäbisch Hall, April 1972) die für Klinik und Praxis wesentlichen Aspekte der chronischen Bronchitis zusammenfassend von erfahrenen Referenten dargelegt werden. Die große Resonanz, die dieses Tagungsthema wie auch vor allem die publizierten Einzelreferate fanden, waren Anlaß, diese Einzelvorträge in einem Taschenbuch zusammenzufassen, das mit seiner breitangelegten Thematik gleichermaßen Klinik und Praxis ansprechen möchte.

München, im Frühjahr 1975   *E. Kuntz*

O.-P. SCHMIDT

Definition und Systematik des bronchitischen Syndroms

Definition

Die Schwierigkeiten der Begriffsbestimmung bei der „Bronchitis" und damit zusammenhängender chronischer unspezifischer Lungen- und Atemwegskrankheiten sind nach wie vor nicht überwunden (40). Die Terminologie orientiert sich teils an funktionspathologischen Zuständen, teils an morphologischen Veränderungen und wird von den jeweils vorhandenen diagnostischen Möglichkeiten ebenso beeinflußt wie von den anamnestischen Angaben der Patienten und dem Ausbildungsstand des Arztes. Dies erschwert nicht nur innerhalb von Sprachräumen, sondern häufig auch von Arzt zu Arzt sowohl die Verständigung als auch die Durchführung geeigneter Therapiemaßnahmen.

Auch über die *Häufigkeit der „Bronchitis"* läßt sich so gut wie nichts Zuverlässiges aus den Statistiken der Versicherungsträger und Krankenkassen gewinnen. So stellen wir immer wieder fest, daß unter bestimmten Nummern praktisch alle Krankheitsbilder aus dem Bereiche der oberen und tieferen Luftwege zusammengefaßt werden, ganz gleich, ob es sich um eine „Bronchitis", um ein Asthma bronchiale, eine Tonsillitis oder um einen Nasennebenhöhlenprozeß handelt. Ferner wirken an diesen Aufstellungen Hunderte von Ärzten unter verschiedensten Aspekten mit, ohne daß eine *standardisierte „Bronchitis"-Diagnostik* festgelegt wird. Man weiß nie, was der einzelne Autor unter dem von ihm gewählten Terminus versteht. So sind derartige Zusammenstellungen für kritische Schlußfolgerungen ungeeignet.

Einig ist man sich bis heute lediglich in den Kriterien, die die „Bronchitis" charakterisieren, nämlich
die klassischen Leitsymptome: Husten, Expektoration von Sputum unterschiedlicher Menge und Beschaffenheit, Kurzatmigkeit sowie auskultatorisch
nachweisbare Rhonchi sonores et sibilantes. Dies
ist die Definition der Weltgesundheitsorganisation.
Sie ist unbefriedigend, weil man bis auf das letztere
Symptom ganz auf die subjektiven Angaben des
Patienten angewiesen ist. Sie werden vom Kranken
erfahrungsgemäß deshalb nicht ernst genommen,
weil sich die Symptome Husten und Auswurf meist
so langsam und diskret entwickeln, daß sie für viele
Kranke als belanglose Lebensgewohnheit oder als
Raucherhusten verharmlost werden. Auch das klinische Symptom Atemnot wird subjektiv sehr unterschiedlich empfunden, zumal der alternde Emphysematiker seine eingeschränkte Leistungsfähigkeit zunächst „mit den Jahren" entschuldigt (12).

Nur die Kenntnis eines einheitlichen ätiologischen
Grundprinzips erlaubt die präzise Definition eines
Krankheitsbildes (29). Müssen jedoch mehrere ätiologisch wirksame Faktoren und ferner pathologische und klinische Kriterien zur Begriffsbestimmung herangezogen werden und fehlt schließlich
eine spezifische Therapie, so können wir nicht mehr
von einer *Krankheitseinheit,* sondern nur noch von
einem *Syndrom*)* sprechen (30, 31).

Durch die Vermehrung unseres Tatsachenwissens
wurde dieser Begriff der Krankheitseinheit bei der
„Bronchitis" aufgelöst. Denn wir finden

---

*) = Zusammentreten einzelner für sich genommen uncharakteristischer Krankheitszeichen (Symptome) zu
kennzeichnenden Gruppen.

1. eine *multikonditionelle Entstehung* infolge zahl-
reicher exogener und endogener ätiologischer Faktoren, die sich gegenseitig beeinflussen und in der
Wirkung addieren können,

2. *uncharakteristische Reaktionen der Bronchialschleimhäute*, wobei frische entzündliche Veränderungen neben typischen Narbenzuständen bei flie-
ßenden Übergängen von der akuten zur chronischen Schleimhautentzündung die Regel sind,

3. das *Einwirken schädlicher Noxen auf das ganze
System der Atemwege*, in dem die Bronchien nur
einen Teilabschnitt bilden und bei bevorzugtem
Befall eines Teilabschnittes meist benachbarte Partien mit ergriffen sind,

4. *keine für die „Bronchitis" spezifische klinische
Symptomatik*, weil auch andere pulmo-kardiale
Erkrankungen die gleichen eintönigen klinischen
Zeichen wie Husten, Auswurf und Atemnot auf-
weisen,

5. *Störungen der Lungenfunktion*, die oft *nicht*
mit den *klinischen* und *pathologisch-anatomischen
Befunden übereinstimmen.*

Die bisherige morphologisch orientierte Definition
„Bronchitis" wird somit nicht annähernd der ätio-
logisch-pathogenetischen, pathophysiologischen und
klinischen Formenfülle gerecht. Pathologen haben
seit langem darauf hingewiesen, daß dem klinischen
Krankheitsbegriff der „Bronchitis" in der Mehrzahl
der Fälle das pathologische Substrat der Entzündung abgeht und daß die Bronchialwege selbst bei
klinisch scheinbar eindeutiger Symptomatik im
Sinne einer „Bronchitis" eine Vielfalt von anato-
misch-pathologischen Veränderungen aufweisen,
die von der narbigen Stenose bis zur Zellmetaplasie reichen (23—26, 11, 13).

Diagnostiziert man also die „Bronchitis", *„wenn sicher nicht weniger und nicht mehr"* als eine Entzündung der Bronchialschleimhäute vorliegt (16, 14), so ist diese Krankheit nicht nur *selten*, sondern sie ist klinisch auch mit der Ausstattung eines modernen Lungenfunktionslabors wegen der rein pathologisch-anatomischen Orientierung *nicht festzustellen.*

Aufgrund der uns heute zur Verfügung stehenden Erkennungsmöglichkeiten fehlt es daher seit langem nicht an Stimmen, welche fordern, den Begriff der pathologisch-anatomisch orientierten Definition „Bronchitis" nur noch für den klinisch gut abgrenzbaren, akuten entzündlichen Zustand der Bronchialschleimhäute zu verwenden, wenn mit modernen Mitteln der Diagnostik die Beteiligung anderer Organe (Nebenhöhlen, Lunge, Herz u. a.) oder angrenzender Schleimhäute ausgeschlossen ist und sich eine auslösende Noxe — meist Bakterien — nachweisen läßt (34).

Um der multifaktoriellen Ätiologie und Pathogenese und der Vielfalt funktionspathologischer Zustände der „Bronchitis" umfassenderen Ausdruck zu geben und um die Tatsache zu berücksichtigen, daß krankhafte Reaktionen der Bronchialschleimhäute entweder als Folge eines anderen Grundleidens, als Begleitkrankheit einer anderen Erkrankung, häufig sogar mit größerem Krankheitswert oder auch als selbständige Erkrankungen auftreten können, distanziert sich der moderne Sprachgebrauch von der alten Terminologie zugunsten der Bezeichnung *bronchitisches Syndrom* (12, 41, 42, 2, 3, 10, 33). Nunmehr zeichnet sich vielleicht auch klarer ab, worum es in dem Wettstreit der Terminologien prinzipiell geht: Um die begriffliche Definition einer Erkenntnis, die gewissermaßen den Schlüssel zum Verständnis des gesamten Krankheitsbildes darstellt. Schon die einmalige entzündliche Affektion der Bronchialschleimhäute — im Sinne einer akuten Bronchitis —, mehr noch ein chronisch rezidivierender Reizzustand — im Sinne der chronischen Bronchitis — sind die pathogenetischen Faktoren für ein sich *manifestierendes bronchitisches Syndrom*. Im schubweisen Verlauf mit manchmal jahrelang symptomfrei erscheinenden Intervallen verschlimmert sich das Leiden. Jetzt ist es mehr als nur eine chronische „Bronchitis": es hat sein Substrat über die Schleimhaut und Bronchialwand hinweg auf das peribronchiale Gewebe ausgeweitet. Im progredienten Verlauf treten Spätfolgen und Endzustände hinzu: Bronchiektasien, Lungenemphysem, Cor pulmonale. Sie unterhalten nun ihrerseits den chronischen Entzündungsprozeß und schließen damit den *Circulus vitiosus*.

Pathologisch-physiologische Betrachtungsweise

Wir verstehen heute ganz allgemein die Klinik mehr als ein Gefüge pathophysiologischer Zustände, in das wir durch das Aufstellen von Syndromen und erst in zweiter Linie — wie früher — durch pathologisch-anatomische Bilder Ordnung zu bringen suchen, soweit es möglich ist (30, 31).
So gesehen ist *das bronchitische Syndrom eine der häufigsten Krankheiten*. Nach den Morbiditätsstatistiken fast aller Industriestaaten ist das bronchitische Syndrom zu einer *Volkskrankheit* geworden und hat eine dominierende *sozialmedizinische Bedeutung* erlangt (31).
Auch die Zuordnung der übrigen Zustandsformen bronchopulmonaler Dysfunktionen zu ätiologisch vieldeutigen, funktionsanalytisch verstandenen Syndromen ist zwar mit einer Reihe von Problemen belastet, ihre Trennung oft schwierig und

sicherlich manchmal willkürlich und unmöglich, aber sie setzt sich immer mehr durch (22, 28, 17, 32).

So spricht *Unger* von Asthma bronchiale nur bei ausschließlicher allergischer Ätiologie. Sonst setzt man sich für die Bezeichnung *asthmatisches Syndrom* ein (39).

Auch beim Emphysem bestehen hinsichtlich der Klassifikation, die meist nach morphologischen Maßstäben erfolgen muß (25), die dem Kliniker sowieso nicht zur Verfügung stehen, erhebliche Meinungsverschiedenheiten (13). Durch die mangelhafte Korrelation zwischen pathologisch-anatomischem Befund und klinischer Symptomatologie (25) wird dieser Begriff immer vieldeutiger und es wird klinisch immer mehr vom *emphysematischen Syndrom* gesprochen.

Das pathologisch-physiologische Geschehen kristallisiert sich um ein zentrales Problem: die exspiratorisch-obstruktive Ventilationsstörung.

Das asthmatische Syndrom

geht mit einer generalisierten Engerstellung der Bronchialwege einher, wodurch *paroxysmale Zustände von Atemnot* und Giemen hervorgerufen werden, deren Schweregrad sich kurzfristig, spontan oder unter dem Einfluß von Medikamenten ändern kann. Es kann durch Symptomfreiheit unter der Behandlung oder während unterschiedlich langer Remissionsperioden ausgezeichnet sein (12). Charakteristisch für dieses Krankheitsbild ist die *ausgeprägte Dynamik.* Die bronchiale Obstruktion, bedingt durch Hyper- und Dyskrinie mit Mukostase, *hyperergische Schleimhautschwellung* und Spasmus der glatten Bronchialmuskulatur, ist spirographisch und ganzkörperplethysmographisch leicht nachweisbar und durch beta-stimulierende Broncholytika gut zu beeinflussen. Typisch ist ferner ein helles, zäh-glasiges Sputum. Längere Krankheitsdauer kann zu den *Risiken des respiratorischen Infektes* führen *mit Übergang in das bronchitische Syndrom.*

Das bronchitische Syndrom

ist vor allem charakterisiert durch die Hyper- und Dyskrinie mit Mukostase und *entzündliche Schleimhautschwellung.* Das Sputum ist meist klumpig, zäh, grau-grünlich, gelblich verfärbt und wird vor allem morgens in wechselnder Menge expektoriert. Die Dynamik des Beschwerdebildes ist nicht so ausgeprägt, die *obstruktive Ventilationsstörung* meist nur noch teilweise reversibel. Meist besteht eine *bakterielle Mischinfektion.* In schweren Stadien entwickelt sich eine *Dauerdyspnoe,* die sich bei körperlicher Belastung verstärkt. Beschwerdefreie Intervalle fehlen oder sind sehr selten. Während beim asthmatischen Syndrom pathologische Veränderungen der arteriellen Gasspannung nur im schweren Anfall nachweisbar sind, findet sich beim bronchitischen Syndrom häufig eine Abnahme der arteriellen Sauerstoffspannung (Partialinsuffizienz).

Das emphysematische Syndrom

ist charakterisiert durch die irreversible Überblähung der alveolartragenden Räume mit Destruktion der Alveolarsepten und Rarefizierung des pulmonalen Gefäßbettes. Die Diagnose ist somit nur durch den Pathologen zu stellen. Erfaß- und meßbar sind jedoch die daraus resultierenden Funktionsstörungen und so wurde die Klinik zunehmend auf das *obstruktive emphysematische Syndrom* eingeengt (1), das gegenüber allen anderen Formen von überragender Bedeutung ist. Die Obstruktion ist bedingt durch den *Verspannungsverlust der luftführenden Wege*. Die funktionelle exspiratorische Ventilstenose führt zusätzlich zu einer Kompression von Bronchiolen. Die *bronchiale Obstruktion beim emphysematischen Syndrom unterscheidet sich somit grundsätzlich von der des asthmatischen und bronchitischen Syndroms.*

Die Einteilung in asthmatisches, bronchitisches und emphysematisches Syndrom halten wir auch für den Praktiker bei zusätzlicher Durchführung einfacher Funktionstests für möglich, gerechtfertigt und erforderlich, wenn auch eingeräumt werden muß, daß vielfach diese Differenzierung willkürlich sein mag. Sie ermöglicht eine intensivere, differenziertere und risikoärmere Therapie. So wird man z. B. beim emphysematischen Syndrom auf die Verordnung der hier nicht wirksamen Glukokortikosteroide verzichten und dadurch die mit einer derartigen Behandlung möglicherweise verbundenen unerwünschten Wirkungen vermeiden. Beim asthmatischen Syndrom, bei dem „der Asthmaanfall" für die ausgeprägte Dynamik des Beschwerdebildes charakteristisch ist, spielen Broncholytika eine dominierende Rolle.

Eine *genaue Erhebung der Anamnese* kann hierbei dem Arzt sehr behilflich sein. Sie allein ermöglicht oft schon die Eingliederung verschiedengestaltiger Zustandsformen.

In Analogie zur Tuberkulose hat es sich klinisch bewährt, in die Nomenklatur noch die zusätzlichen Attribute *„chronisch"* und *„unspezifisch"* mit einzubauen.

Das Wort „chronisch" setzt Husten und Auswurf mindestens während 3 Monaten im Jahr in zwei aufeinanderfolgenden Jahren voraus (5, 19).

Besonders im anglo-amerikanischen Sprachraum, aber auch bei uns, wird außerdem noch das Attribut „unspezifisch" verwendet. Krankheiten der Atemwege werden entsprechend den Empfehlungen des Ciba-Guest-Symposiums (5) dann als unspezifisch bezeichnet, wenn sie nicht allein auf eine der folgenden Krankheiten zurückgeführt werden können:

1. Lokalisierte Lungenerkrankungen jedweder Art wie z. B. Tuberkulose, Pneumonie, Bronchiektasen, Zysten),

2. generalisierte spezifische infektiöse Lungenkrankheiten (z. B. Miliartuberkulose),

3. Kollagenkrankheite, generalisierte Lungenfibrosen und -granulomatosen.

4. Pneumokoniosen,

5. primäre Herz-Kreislauf- und Nieren-Krankheiten,

6. Krankheiten der Thoraxwand,

7. Psychoneurosen, soweit kein somatisches Substrat feststellbar ist.

Die geschilderten Atemwegssyndrome können allerdings mit jeder der oben genannten Erkrankungen zusammen auftreten; in einem solchen Falle sollten jedoch *zwei unabhängige Diagnosen* geführt werden. Außerdem muß man die *Diagnose* in gewissen zeitlichen Abständen *überprüfen*. Durch die gleiche klinische Symptomatik kann ein chronisches bronchitisches Syndrom, z. B. die *Exazerbation einer Tuberkulose, die Entwicklung eines Bronchial-Ca, einer Stauungsbronchitis* u. a. maskieren.

Da die „scheinbar banalen" klinischen Symptome wie Husten, Auswurf, Atemnot, bei zahlreichen anderen broncho-pulmonalen Krankheiten auftreten, die nicht in den für die Bezeichnung „unspezifisch" aufgeführten Empfehlungen des Ciba-Guest-Symposions enthalten sind (z. B. Karzinom, Spontanpneu u. a.) ist der Kranke auf derartige Leiden vorher zu untersuchen. Der Begriff „Bronchitisches Syndrom" ist demnach eine *Ausschlußdiagnose.*

Außerdem ist es zweckmäßig, die auf diese Weise klar abgegrenzte Definition noch durch eine *symptomatische* (z. B. obstruktiv, nicht obstruktiv, mit Cor pulmonale, mit Sinusitis u. a.) und/oder kausale Zusatz-Diagnose (z. B. vorwiegend hereditär, allergisch, infektbedingt, nicht allergisch) zu ergänzen.

Wir waren uns darüber im klaren, daß man auf u. E. unberechtigte Ablehnung stoßen wird, wenn man so fest in den Sprachgebrauch eingegangene Begriffe, wie z. B. „Bronchitis" in Frage stellt. Der Begriff des chronischen unspezifischen bronchitischen Syndroms ist keineswegs eine wert- und kritiklose Subsumation nosologisch differenter Krankheitsbilder (35), wodurch eine oberflächliche Diagnostik begünstigt wird, oder gar eine Verlegenheitsdiagnose (4), sondern ein *notwendiger terminologischer Kompromiß* (42), für den bisher eine noch bessere Bezeichnung nicht gefunden wurde.

Um dem diagnostischen Dilemma zu entgehen, wird es verständlich, wenn sich zahlreiche Autoren um die Schaffung eines übergeordneten Krankheitsbegriffes bemühen, wie:

chronisches, unspezifisches, respiratorisches Syndrom (24, 38, 20)

chronisch-obstruktive Atemwegserkrankung (36, 41, 42)

chronische obstruktive Lungenkrankheit (27)

sinu-broncho-pulmonales Syndrom (18)

chronisch-obstruktive broncho-pulmonale Krankheit (21)

chronische nicht spezifische Lungenkrankheit (Orie).

Leider werden diese Begriffe unterschiedlich ausgelegt und sowohl als Bezeichnung verschiedener Ausgangssyndrome als auch für unterschiedliche Stadien der klinischen Formen verwendet (15). Der nach wie vor in der ärztlichen Praxis geläufige Begriff der sogenannten *„spastischen Emphysembronchitis"* wurde absichtlich nicht angeführt, weil er falsch ist und nicht mehr verwandt werden sollte. Abgesehen von der geschilderten Verwendung des Terminus Syndrom spricht man nicht mehr von Spasmus, was klinisch schwer festzustellen ist, sondern vom übergeordneten Begriff der Obstruktion. Ferner ist das emphysematische Syndrom in der Regel die Folge des bronchitischen Syndroms und gehört daher an das Ende der Bezeichnung.

Nach dem Vorschlag von *Dornhorst* (7, 8) unterscheiden einige Autoren im fortgeschrittenen Stadium der Lungeninsuffizienz klinisch zwischen einem *„bronchialen"* und einem *„emphysematischen"* Typ. Dabei tritt der erstere als „blue bloater" (zyanotisch-bronchialer Typ), der letztere als „pink puffer" (dyspnoisch-pulmonaler Typ) in Erscheinung.

Die gemeinsame Endstrecke, die alle einander komplizierenden Syndrome bei irreparabler permanenter Einschränkung der Atemreserven umfaßt, ist die *chronische unspezifische obstruktive Lungeninsuffizienz* (12). Diese Diagnose sollte gestellt werden, wenn der Patient körperlich nicht mehr belastbar ist, sich meist ein chronisches Cor pulmonale entwickelt hat und zu den typischen Störungen der Atemmechanik pathologische Ver-

änderungen der arteriellen Blutgaswerte (Partial-
insuffizienz, Globalinsuffizienz) mit Störungen des
Säure-Basen-Haushaltes (respiratorische Azidose)
hinzutreten (Abb. 1).

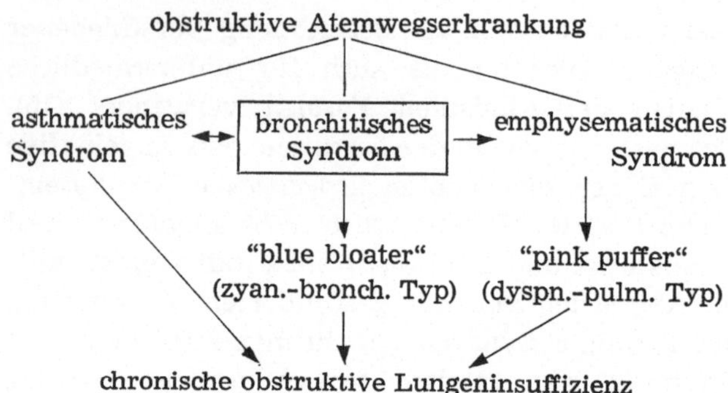

Abb. 1: Zur Systematik der chronischen „Bronchitis".

Nur eine möglichst *frühzeitige Diagnose* des einzelnen Syndroms ermöglicht eine intensive differen-
zierte und risikoärmere Therapie, die den Patienten vor dieser Endstrecke oft bewahren kann oder
zumindest hilft, sie hinauszuschieben. Eine Voraussetzung hierfür sind möglichst präzise, unmißver-
ständliche Definitionen.

Schrifttum

1. *Baldwin, E. F., Cournand, A.* u. *Richards, D. W., jr.:*
Medicine (Baltimore) 28 (1949) 201.
2. *Bopp, K. Ph.:* Balneol. Beiblätter z. Dtsch. Ärztebl. 4
(1964) 1819.
3. *Bopp, K. Ph.* u. *Bauermann, E.:* in *Bopp, K. Ph. Hertle, E. F.* (edit.): Chronische Bronchitis. Schattauer, Stuttgart - New York 1968.
4. *Brecke, F.:* in *Bopp, K. Ph., Hertle, F. H.* (edit.): Chronische Bronchitis. Schattauer, Stuttgart - New York
1968.
5. *Ciba Guest Symposium:* Thorax 14 (1959) 286.

6. *Crofton, J.* u. *Douglas, A.:* Respiratory diseases. Blackwell, Oxford/Edinburgh 1969.

7. *Dornhorst, A. C.:* Lancet (1955/I) 1185.

8. *Fletcher, C. M., Jones, N. L., Burrows, B.* u. *Niden, A. H.:* Amer. Rev. resp. Dis. 90 (1964) 1.

9. *Fletcher, C. M.:* in *Orie, N. G. M., Sluiter, H. J.* (edit.): Bronchitis. Thomas, Assen Netherlands 1961.

10. *Günthner, W.:* Therap. Berichte Bayer 2 (1972).

11. *Hartung, W.:* in *Bopp, K. Ph., Hertle, F. H.* (edit.): Chronische Bronchitis. Schattauer, Stuttgart - New York 1968.

12. *Hartung, M.:* Med. Klin. 63 (1968) 1296.

13. *Hartung, W.:* Lungenemphysem. Springer, Berlin - Göttingen - Heidelberg 1964.

14. *Kartagener, M.:* Handbuch d. Inn. Med., Bd IV/2. Springer, Berlin - Göttingen - Heidelberg 1956.

15. *Kreukniet, J.:* Med. thorac. 22 (1965) 433.

16. *Löffler, W., Kartagener, M.:* Schweiz. med. Jahrb. LXXXIII, 1937.

17. *Lotterbach, K.:* Handbuch d. Inn. Med., Bd. IV/2 Springer, Berlin - Göttingen - Heidelberg 1956.

18. *Lütgerath, F.* (edit.): Obere Luftwege und Lunge als funktionelle und klinische Einheit. Thieme, Stuttgart 1970.

19. *Medical Research Council:* Lancet (1965/I) 775.

20. *Mellemgaard, K.:* Scand. J. resp. Dis. 48 (1967) 23.

21. *Mitchell, R. S., Ryan, S. F., Petty, T. L.* u. *Filley, G. F.:* Amer. Rev. resp. Dis. 93 (1966) 720.

22. *Noelpp, B.* u. *Noelpp-Eschenhagen, I.:* Handb. d. Inn. Med. Bd. IV/2. Springer, Berlin - Göttingen - Heidelberg 1956.

23. *Otto, H.:* Dtsch. med. J. 22 (1971) 225.

24. *Otto, H.:* Med. Klin. 63 (1968) 1284.

25. *Otto, H.:* Berufskrankheiten in der keramischen und Glas-Industrie, Heft 19, Grasser, Würzburg 1966.

26. *Otto, H., Zeilhofer, R., Leutschaft, R.* u. *Kulke, H.:* Klin. Wschr. 45 (1967) 68.

27. *Payne, Ch.* B. jr., *Chester, E. H.* u. *Hsi, B. P.:* Amer. J. Med. 42 (1967) 554.

28. *Sadoul, P.:* Symposium Bronchitis-Emphysem. Europäische Gemeinschaft für Kohle und Stahl, Hohe Behörde, Luxemburg 1967.

29. *Scadding, J. G.:* Lancet (1959/I) 323.

30. *Schmengler, F. E.:* Z. angew. Bäder-Klimahlk. 10 (1963) 431.

31. *Schmengler, F. E.:* Therapie Woche 14 (1964) 179.
32. *Schmidt, O. P.* u. *Günthner, W.:* Landarzt 36 (1960) 112.
33. *Schmidt, O. P.* u. *Günthner, W.:* Dtsch. med. J. 22 (1971) 222.
34. *Schmidt, O. P., Günthner, W.* u. *Bottke, H.:* Das bronchitische Syndrom. 2 Aufl. Lehmann, München 1967.
35. *Schwabe, K. H.:* in *Bopp, K. Ph., Hertle, F. H.* (edit.): Chronische Bronchitis Schattauer, Stuttgart - New York 1968.
36. *Ulmer, W. T., Reif, E.* u. *Weller, W.:* Die obstruktiven Atemwegserkrankungen. Thieme, Stuttgart 1966.
37. *Unger, L.:* Bronchial Asthma. Thomas, Springfield 1945.
38. *Valentin, H., Szadkowski, D.* u. *Woitowitz, H. J.:* Arbeitsmed. 2 (1967) 125.
39. *Werner, M.:* Dtsch. med. Wschr. 94 (1969) 1802.
40. *Worth, G.:* Beitr. Klin. Tuberk. 133 (1966) 173.
41. *Zeilhofer, R.:* Fortschr. Med. 87 (1969) 1399.
42. *Zeilhofer, R.:* Fortschr. Med. 89 (1971) 3.

R. FERLINZ

Die Ätiologie
der chronischen Bronchitis

In der Ätiologie der chronischen Bronchitis ist vieles unklar. Da in einer Population, die annähernd gleichen Umweltnoxen ausgesetzt ist, nicht jedes Individuum an einer chronischen Bronchitis erkrankt, muß man annehmen, daß eine genetische Prädisposition erforderlich ist, um in Kombination mit zusätzlichen exogenen Noxen die Entwicklung einer chronischen Bronchitis zur Auslösung zu bringen.

Exogene Noxen

Als exogene Noxen von Relevanz werden heute angesehen:

1. Rauchen
2. Berufliche Exposition gegenüber Staub, Dämpfen und Gasen
3. Allgemeine Luftverschmutzung
4. Rezidivierende Infekte
5. Bronchiale Allergien
6. Klimaeinflüsse
7. Bronchiektasen und deformierende Bronchopathien

1. Rauchen

Vorwiegend betroffen sind die inhalierenden Zigarettenraucher. Zigarettenrauchen ist die wichtigste exogene Bronchitisnoxe. Die Rolle von Zigarren- und Pfeifenrauchen wird unterschiedlich beurteilt.

Wahrscheinlich begünstigen auch diese Rauchformen die Entwicklung einer chronischen Bronchitis. Entscheidend ist in jedem Fall die Inhalation des Rauches. Diese ist bei Pfeifen- und Zigarrenrauchern viel geringer als bei inhalierenden Zigarettenrauchern, aber immerhin vorhanden. Dasselbe gilt für die sog. „Mitraucher" oder „Passivraucher", Personen, die sich in Räumen, in denen geraucht wird, aufhalten. Bei Nichtrauchern ist eine chronische Bronchitis sehr selten. Zigarettenraucher erkranken auch häufiger an einer chronischen Bronchitis als Personen, die anderen der oben aufgeführten exogenen Ursachen ausgesetzt sind. Der Tod an den Folgen einer chronischen Bronchitis ist bei Zigarettenrauchern signifikant häufiger als bei Nichtrauchern, die Mortalität an chronischer Bronchitis geht konform mit der Anzahl der gerauchten Zigaretten (Abb. 1). Exraucher erreichen nach etwa

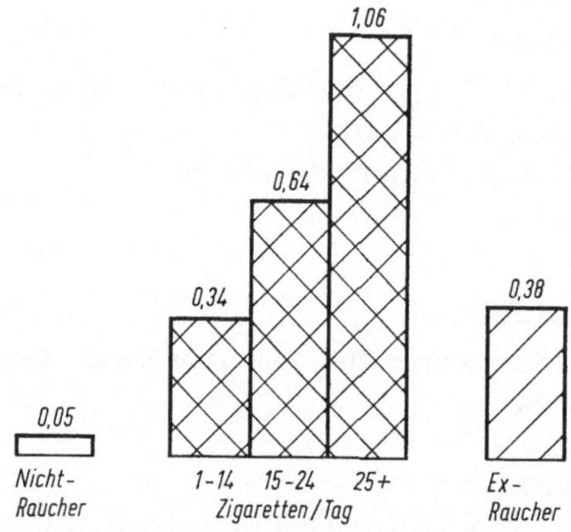

Abb. 1: Die Mortalität an chronischer Bronchitis in Bezug gesetzt zur Anzahl der täglich gerauchten Zigaretten. Die Zahlen über den Säulen bedeuten Promille (modifiziert nach *Doll* und *Hill*).

5 Jahren in der Mortalitätsrate den Stand von leichten Rauchern. Starke Raucher (über 25 Zigaretten täglich) haben eine um mehr als das zwanzigfache höhere Bronchitismortalität als Nichtraucher. Ob oder inwieweit die Kombination von Rauchen und allgemeiner Luftverschmutzung einen Summations- oder potenzierenden Effekt besitzt, ist noch nicht eindeutig zu beantworten. Es gibt Beobachtungen, die in diese Richtung weisen. Der Inhalationsraucher erzeugt sich gewissermaßen seine Luftverschmutzung selbst und determiniert durch die Anzahl der gerauchten Zigaretten den Grad seiner Erkrankung. Man kann das Zigarettenrauchen als die schwerste und konzentrierteste Form der Luftverschmutzung ansehen.

2. Berufliche Exposition

Eine Reihe von Berufsgruppen ist der Inhalation von Stäuben, Dämpfen und Gasen ausgesetzt, die sowohl durch ihre mechanische als auch durch chemische Einwirkung eine chronische Bronchitis zur Auslösung bringen können. Dampf ist physikalisch definiert als ein in gasförmigem Aggregatzustand befindlicher Stoff, der unsichtbar ist. Gemeinhin werden als Dämpfe jedoch feinstverteilte Flüssigkeiten in Luft verstanden. Zwischen Gasen und Dämpfen bestehen daher klinisch gesehen fließende Übergänge, sie sind am besten gemeinsam abzuhandeln. Je nachdem, ob die inhalierten Partikel oder Gase auf die Bronchialschleimhaut oder die Alveolardeckzellen auftreffen, können sie Bronchitiden oder Alveolitiden verursachen. Letztere führen häufig durch Ablagerung der Stäube im Gewebe oder entzündliche Gewebsreaktion durch Gase zu einer Lungenfibrose. Die berufsbedingten chronischen Bronchitiden sind daher häufig mit einer Lungenfibrose verknüpft, durch die sich als zusätzliche exogene Bronchitisursache eine deformierende Bronchopathie entwickeln kann. Zu den wichtigsten berufsbedingten Ursachen einer chronischen Bronchitis gehören *Nitrose-Gase* in niedrigen Konzentrationen, wie sie in der chemischen und in der Düngemittelindustrie auftreten, — auch die sog. *Silofüllerkrankheit,* die bei Arbeitern entsteht, die am 3. bis 4. Tag nach der Neufüllung eines Getreidesilos am Boden des Silos arbeiten, ist auf die Entwicklung nitroser Gase zurückzuführen —, *Toluolisocyanat,* das zur Herstellung von Plastikkunststoffen verwendet wird, auch *Ozon* kann chronische Bronchitiden auslösen. Es ist mit ein Faktor für die *chronische Bronchitis der Bogenschweißer,* wo durch die hohen Temperaturen aus dem Sauerstoff der Luft Ozon entsteht. Die Bogenschweißer sind auch durch die Entwicklung nitroser Gase beim Schweißen sowie durch die Verdampfung von Farben, mit denen das zu schweißende Gut bestrichen ist, und durch Metalldämpfe einer erhöhten Bronchitisgefahr ausgesetzt. Sie erkranken signifikant häufiger an chronischen Bronchitiden als die Durchschnittsbevölkerung. Auch bei der sog. *Bauxit- oder Korundschmelzerlunge* treten gehäuft chronische Bronchitiden auf. Sie entstehen durch Dämpfe aus Korund, Eisenoxyd und Kieselsäureanhydrid, die beim Beschicken von Schmelzöfen zur Aluminiumherstellung entstehen. Nach Inhalation von *Kadmium-, Vanadium-, Eisen-, Thomasmehl- und Manganstäuben* treten häufiger als in der Durchschnittsbevölkerung chronische Bronchitiden auf. Dasselbe gilt für die chronische Bronchitis als Begleiterkrankung der chronischen *Berylliose* und der sog. *Hartmetallunge,* bei der die chronische Bronchitis vor der Lungenfibrose das führende Symptom ist.

Eine besondere Schwierigkeit bereitet die Beurteilung der Bronchitis als Begleiterkrankung der *Anthrakosilikose* der Bergleute. Es ist bis heute nicht eindeutig geklärt, ob die Anthrakosilikose eine chronische Bronchitis auslösen kann oder ob chronisch bronchitische Veränderungen lediglich die Folge der deformierenden Bronchopathie sind, die im Gefolge der Lungenfibrose auftritt.

Eine Sonderstellung unter den Stäuben nimmt die *Byssinose* ein, da sie nie zu einer Lungenfibrose, sondern nur zu einer chronischen Bronchitis führt. Sie entsteht durch die Inhalation von Baumwollstaub bei der industriellen Verarbeitung von Baumwolle.

3. Allgemeine Luftverschmutzung

Der Einfluß der Luftverunreinigung auf die Entstehung einer chronischen Bronchitis ist abhängig von Intensität und Dauer der Einwirkung. In städtischen Arealen tritt die chronische Bronchitis häufiger auf als in ländlichen Bezirken. In Großstädten ist sie häufiger als in Kleinstädten. Die Entwicklung einer chronisch *obstruktiven* Bronchitis erwies sich demgegenüber als unabhängig von den Umweltbedingungen, sie scheint in städtischen und ländlichen Arealen gleich häufig zu sein.

Plötzliche Konzentrationszunahmen der Luftverunreinigung können akute Verschlechterungen der chronischen Bronchitis zur Folge haben. Der klassische Bericht stammt von *Plinius d. J.*, der seinen Onkel beim Ausbruch des Vesuvs in Pompeji beobachtete. Dieser, ein älterer Mann, litt der Beschreibung nach an einer chronisch obstruktiven Bronchitis, bei der plötzlichen massiven Luftverunreinigung durch den Ausbruch des Vesuvs trat eine heftige Zyanose mit Dyspnoe ein, der Onkel kam innerhalb kurzer Zeit ad exitum: der klassische

Tod des Patienten mit chronisch obstruktivem Syndrom am akut dekompensierten chronischen Cor pulmonale. Solche Vergiftungserscheinungen sind auch heute bekannt, als letztes größeres Ereignis die Smog-Katastrophe in London im Dezember 1952. Meist wird durch einen plötzlichen Witterungsumschlag die verunreinigte Luft über den Städten in Erdbodennähe gedrückt, dadurch steigt die Konzentration der Luftverunreinigung plötzlich massiv an. Während gesunde Menschen dadurch nur eine leichte Reizung des Respirationstraktes bekommen, können sich vor allem chronisch obstruktive Bronchitiden akut verschlechtern, so daß z. B. in London innerhalb weniger Tage 4000 chronische Bronchitiker starben. Solche Ereignisse stellen aber Ausnahmesituationen dar. Wenngleich die chronische Bronchitis in Industriestädten häufiger ist als in ländlichen Gegenden, so ist die Luftverunreinigung normalerweise in keiner Gegend so stark, daß sie akute Auswirkungen auf die menschliche Gesundheit zeitigt wie etwa die berufliche Exposition oder Naturkatastrophen.

4. Rezidivierende Infekte

Eine erhöhte Neigung zu Erkältungskrankheiten kann möglicherweise als exogener Faktor zur Auslösung einer chronischen Bronchitis führen. Man nimmt an, daß bei solchen Menschen eine labile Wärmeregulation in den Luftwegen besteht, die Abkühlung mit dadurch bedingter Vasokonstriktion soll günstige Verhältnisse für Infektionen der minderdurchbluteten Schleimhaut schaffen. Auch ein IgA-Defekt, der bei chronischen Bronchitikern manchmal nachweisbar ist, verursacht eine ungünstigere individuelle Abwehrlage. Der chronische Bronchitiker neigt zu häufig rezidivierenden bakteriellen Infekten. Ob und wie weit aber bakterielle Infekte als Ursache am Beginn einer chronischen Bronchitis stehen, ist unsicher. Der vermehrt vorhandene Schleim bei der chronischen Bronchitis bildet jedenfalls einen ausgezeichneten Nährboden für bakterielle Sekundärinfekte. Diese können sowohl zu akuten Exazerbationen als auch zu progredienter Verschlechterung des Krankheitsbildes führen. Die chronische Bronchitis ist aber nicht zwangsläufig mit einer bakteriellen Infektion verbunden.

Im Gegensatz zur akuten Tracheobronchitis, die zu über 80% durch primäre Virusinfekte verursacht wird, ist der sekundäre Infekt bei der chronischen Bronchitis fast immer bakterieller Natur. Eine sicher pathogenetische Bedeutung für die akuten Exazerbationen einer chronischen Bronchitis besitzen Haemophilus influenzae und Pneumokokken (Tabelle 1).

Tabelle 1: *Die häufigsten Keime im Bronchitissputum*

Pathogene Keime:	5. Klebsiella pneumoniae
1. Haemophilus influenzae	6. Proteus
2. Diplococcus pneumoniae	
	Nicht pathogene Keime:
Fraglich pathogene Keime:	1. Neisseria catarrhalis
	2. Diphtheroide Stäbchen
1. Koliforme Keime	3. Staphylococcus albus
2. Staphylococcus aureus	4. Nicht hämolysierende
3. Streptococcus pyogenes	Streptokokken
4. Pseudomonas aeruginosa	5. Streptococcus viridans

Die Bedeutung von koliformen Keimen, Staphylococcus aureus, Streptococcus pyogenes, Pseudomonas aeruginosa, Klebsiella pneumoniae und Proteus ist fraglich; drei Möglichkeiten werden diskutiert: nämlich daß diese Keime eine akute Exazerbation verursachen, oder aber daß sie nur im Gefolge von Haemophilus influenzae und Pneumokokken vor-

kommen, ohne selbst einen wesentlichen Anteil an
der Exazerbation zu besitzen, oder schließlich, daß
sie, wenn die Schrittmacher Hämophilus und Pneumokokken vorhanden sind, auch selbst pathogen
werden.

5. Bronchiale Allergie

Bronchiale Allergien spielen sicher eine gewichtige
Rolle beim Asthma bronchiale. Bei Asthmatikern
entwickelt sich im Verlaufe ihrer Krankheit immer
eine chronische Bronchitis, die auch in den anfalls-
freien Perioden bestehen bleibt. Ob umgekehrt im
Laufe einer chronischen Bronchitis eine Allergie
gegen im Bronchialsystem vorhandene Bakterien
und gegen Zelldetritus auftreten und auf diese
Weise das Leiden verschlechtern kann, die sog.
„allergisierte" Bronchitis, ist fraglich.

6. Klimaeinflüsse

Untersuchungen in England zeigten eine signifikante gegenläufige Beziehung zwischen der Anzahl der
Sonnenscheinstunden im Jahr und der Anzahl der
Todesfälle an chronischer Bronchitis. Nebel und
feuchtkaltes Klima begünstigten das Auftreten
einer chronischen Bronchitis. Spuren von Mangan,
Kupfer, Eisen und Zinn können in Wasser gelöst
als Katalysatoren die Umwandlung von Schwefel-
dioxyd zu Schwefelsäure veranlassen. Dieser Mechanismus kann sich in Nebeltröpfchen abspielen.
Die Nebeltröpfchen werden dann eingeatmet, auf
diese Weise gelangt Schwefelsäure in das Bronchial-
epithel. Vielleicht gibt diese chemische Reaktion
eine Erklärung für das häufigere Auftreten chronischer Bronchitiden in feuchtem und kaltem Klima.
Man findet die chronische Bronchitis auch häufiger
bei Menschen, die sich viel im Freien aufhalten und

im Freien arbeiten. Dies ist vor allem der Personenkreis mit niedriger sozialer Stellung. Die chronische Bronchitis tritt überhaupt vorwiegend bei Personen von niedrigerem sozialen und kulturellen Niveau auf. Dieser Personenkreis ist einerseits in höherem Maße exogenen Bronchitis fördernden Noxen, wie Erkältungs- und Staubexposition ausgesetzt, andererseits bringt er infolge seines niedrigen Intelligenzniveaus weniger Krankheitseinsicht und therapeutische Disziplin auf.

7. *Deformierende Bronchopathie und Bronchiektasen*

Deformierende Bronchopathien sind sekundäre Deformierungserscheinungen am Bronchialsystem als Folge eines vorausgegangenen Grundleidens. Sie entstehen bei Lungenfibrosen. Das schrumpfende Bindegewebe verursacht eine Distension, Entrundung und Abknickung der Bronchien bei ausgedehnten Pleuraschwarten, die immer in die interlobären und vor allem interlobulären Septen einstrahlen und diese in den Schrumpfungsprozeß mit einbeziehen, und auch in tuberkulösen Narbenfeldern. Durch die Deformierung wird die normale Belüftung und die Selbstreinigung des Bronchialsystems gestört, und so können sich hier bevorzugt rezidivierende Infekte ansiedeln, die schließlich zur Entwicklung einer chronischen Bronchitis führen. Der Extremfall der deformierenden Bronchopathie, angeborene oder erworbene Bronchiektasen, sind die massivste Quelle für rezidivierende Infekte. Sie bilden einen Eiterherd, der im gesamten Bronchialsystem Infekte unterhält und oftmals zu einer chronisch purulenten Bronchitis führt. Dasselbe gilt für die angeborene oder erworbene Zysten- oder Wabenlunge.
Sicher können einzelne Noxen für sich allein so

schwerwiegend sein, daß sie eine chronische Bronchitis auslösen können, während andere Noxen, wie z. B. die allgemeine Luftverschmutzung in Großstädten, in ihrem pathogenetischen Gewicht wesentlich geringer sind, so daß in diesen Fällen eine erhebliche konstitutionelle Prädisposition als zusätzliche Noxe erforderlich ist, um überhaupt das chronisch bronchitische Syndrom zur Auslösung zu bringen.

Eine sehr fragliche Rolle spielt der sog. „deszendierende Katarrh". Die Vorstellung, daß von chronischen Infekten der Nasennebenhöhlen infektiöses Material in die unteren Luftwege abfließt und dort Bronchitiden auslöst, ist sicher falsch, da dieses Material ja nie in die Bronchien gelangt, sondern verschluckt wird. Bei diesem „Sinu-bronchialen Syndrom" handelt es sich viel eher um eine anlagebedingte Anfälligkeit des gesamten Respirationstraktes. In diesem Sinne spricht auch die Erfahrung, daß eine operative Sanierung der Nasennebenhöhlen praktisch nie einen positiven Einfluß auf eine chronische Bronchitis hat.

Die konstitutionelle Prädisposition

Über die Faktoren, die die postulierte konstitutionelle Prädisposition ausmachen, ist nur sehr wenig bekannt. Bei chronischen Bronchitikern findet man manchmal eine Verminderung des IgA im Blut und Bronchialsekret. Lysozym und Laktoferrin im Bronchialsekret können gleichfalls vermindert sein. In manchen Fällen wird auch eine Verminderung von Alpha-1-Antitrypsin sowohl im Bronchialsekret als auch im Blut beobachtet (Tabelle 2). Bemerkenswert ist, daß die Verminderung von Alpha-1-Antitrypsin auch bei Verwandten chronischer Bronchitiker festgestellt werden konnte. Die-

Tabelle 2: *Veränderungen des Bronchialsekretes bei chronischer Bronchitis*

Mukoproteine	↑	Lysozym	↓
Saure		Laktoferrin	↓
Mukopolysaccharide	↑	α_1-Antitrypsin	↓
IgA	↓		

se Normabweichungen bekommen damit den Charakter konstitutioneller Besonderheiten, die bei chronischen Bronchitikern gehäuft anzutreffen sind. Die IgA-Verminderung bedeutet eine verminderte Phagozytoseaktivität im Bronchialsekret, Laktoferrin und Lysozym dauen beide das Fasergerüst der sauren Mukopolysaccharidfasern an, auch Mukoproteine im Bronchialsekret und in der Bakterienhülle werden durch die Enzyme aufgelöst. Der Mangel an diesen Enzymen hat eine verminderte Auflösung saurer Mukopolysaccharide und Mukoproteine und vielleicht auch eine geringere antibakterielle Aktivität des Bronchialsekretes zur Folge. Die sauren Mukopolysaccharide und die Mukoproteine sind verantwortlich für die Zähigkeit des Schleimes und damit für die erhöhte Viskosität des Bronchitikersputums. Ein Alpha-1-Antitrypsinmangel bewirkt eine vermehrte Proteasenaktivität. Eine vermehrte Exsudation von Leukozyten ins Bronchialsekret, wie sie bei bakteriellen Infekten vorkommt, führt zu einer vermehrten Trypsinkonzentration im Bronchialsekret. Aus dieser Konstellation resultiert vielleicht eine erhöhte Aggressibilität des Bronchialsekretes gegen Alveolarwandzellen, die schließlich die Destruktion der Alveolen und die Entwicklung eines Emphysems begünstigen könnte. Histologisch läßt sich nachweisen, daß beim chronischen Bronchitiker bis in die Bronchioli terminales reichlich schleimproduzierende Zellen vorhanden sind, während solche sonst vor allem mehr in den zentral liegenden Bronchien 2. bis 5. Ordnung vorkommen, nach peripher zu abnehmen und in den Bronchioli terminales fehlen.

Schlußfolgerungen

Aus den ätiologischen Gesichtspunkten ergeben sich auch die Ansatzpunkte der Therapie, die man in vier Komplexe gliedern kann:

1. Soweit wie möglich Vermeidung exogener Noxen: Rauchverbot. Bei Rauchern bleibt jede Bronchitistherapie frustran, wenn die Patienten das Rauchen nicht einstellen. Wechsel des Arbeitsplatzes bei beruflicher Exposition. Ausschaltung von Allergenen.

2. Substitution genetischer Defekte. Dies ist nur möglich, wenn ein Immunglobulinmangel vorliegt. Man sollte daher die Immunglobuline untersuchen, besonders bei Kindern mit IgA-Mangel kann man durch Substitution von IgA manchmal frappierende Erfolge erzielen.

3. Förderung der Sekretolyse und Expektoration.

4. Bekämpfung der bakteriellen Infekte.

E. KUNTZ

Pathophysiologie der chronischen Bronchitis

Die vielfältige Problematik der Pathogenese und Pathophysiologie der chronischen Bronchitis stellt uns zunächst einmal vor die so einfach klingende, aber immer noch so umstrittene und auch so interessante Frage: „Was ist eine chronische Bronchitis?"

Definition

Im Jahre 1937 stellten *Löffler und Kartagener* die Forderung auf, daß nur dann von einer Bronchitis gesprochen werden dürfe, wenn „sicher nichts weniger und sicher auch nichts mehr als nur eine Bronchitis vorliege".

Diese vorwiegend morphologisch orientierte Definition fand ihre weitergehende klinische Definition durch *Fletcher* 1959, wonach es sich erst dann um eine chronische Bronchitis handelt, wenn die Erscheinungen einer Bronchitis (Husten + Auswurf) an den meisten Tagen, mindestens während 3 Monaten, in 2 aufeinanderfolgenden Jahren auftreten. Nach Auffassung der Expertenkommission der WHO 1961 handelt es sich bei der chronischen Bronchitis um eine überschießende Schleimproduktion mit Auswurf, die nicht mit einer lokalisierten Lungenerkrankung zusammenhängt; ein gleichzeitiger bakterieller Bronchialinfekt ist fast immer vorhanden, aber nicht obligat zu fordern.

Ätiologie

Die bisherigen Bemühungen um die Aufklärung der

Ätiologie und der Pathogenese des chronischen
bronchitischen Syndroms erbrachten ein komplexes
Mosaik von ursächlichen Faktoren; keiner dieser
Einzelfaktoren ist jedoch regelmäßig imstande
(vielleicht abgesehen von Extremsituationen), in
jedem Einzelfall eine chronische Bronchitis zu er-
zeugen:

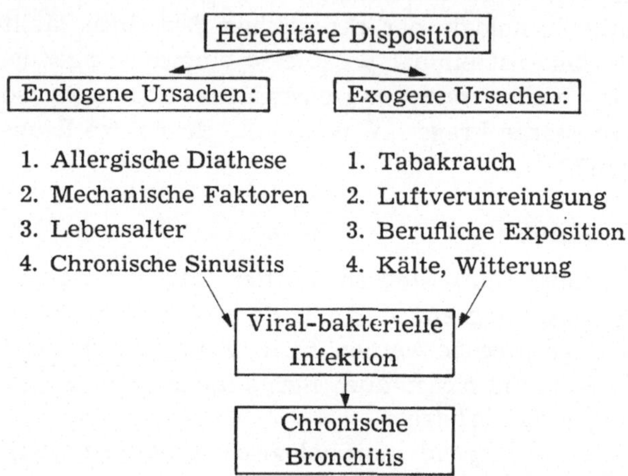

Abb. 1: Ätiologische Faktoren der chronischen Bronchitis.

Die Entstehung und der kausalgenetische Ablauf
des chronischen bronchitischen Syndroms werden
natürlich maßgeblich bestimmt:

1. durch die Einwirkungsdauer

2. durch die Einwirkungsintensität einer oder mehrerer, additiv oder synergistisch wirkender Noxen,

3. durch die individuelle Ansprechbarkeit der
   Bronchialschleimhaut bzw. einen rezessiv-auto-
   somal vererbten α_1-Antitrypsin-Mangel.

Die endogenen und exogenen Ursachen stehen in
enger Wechselwirkung miteinander, so daß bei
geringster endogener Disposition bestenfalls durch

36

massive exogene Faktoren eine chronische Bronchitis hervorgerufen wird, während eine ausgeprägte endogene Disposition bereits schwache exogene Noxen zur Ursache eines chronischen bronchitischen Syndroms werden läßt. Was immer auch die Ursache der Bronchitis sein mag: letztendlich wird dann die viral-bakterielle Infektion das Krankheitsbild prägen, chronifizieren, verselbständigen und komplikativ gestalten.

Pathogenese

Auf diese verschiedenartigen ursächlichen Noxen antwortet nun die Bronchialschleimhaut mit 2 eher monotonen Reaktionen:

1. bronchiale Mukoziliarinsuffizienz
2. bronchiale Obstruktion.

1. Bronchiale Mukoziliarinsuffizienz

Die Einwirkung verschiedener exogener Noxen führt zu einer Hypertrophie der etwa 1 mm langen Bronchial-Schleimdrüsen bis auf eine Breite von 0,6 mm, d. h. auf die 3fache Breite der Norm. Gleichzeitig kommt es zu einer zunehmenden Umwandlung von Zylinderepithelzellen in muköse Becherzellen. Auf dieser Hypertrophie und Hyperplasie der Bronchialdrüsen — bei gleichzeitiger hyperämischer Schwellung — beruht die Verdikkung der Bronchialschleimhaut.
Hierdurch wird aber nicht nur die Schleimmenge wesentlich vermehrt (= **Hyperkrinie**), sondern auch die Schleimviskosität bzw. Schleimzusammensetzung erheblich erhöht bzw. verändert (= **Dyskrinie**).
Verschiedene toxische Substanzen oder Reize führen nun zusätzlich zu einer oft schlagartigen Läh-

mung des Flimmerepithels: es entsteht die Mukoziliarinsuffizienz. Das vermehrt gebildete und visköse Bronchialsekret bleibt liegen (= **Mukostase**) oder kann nur durch die stoßweise Beschleunigung des Luftstromes entfernt werden (= *Husten + Auswurf)* (Abb. 2).

Die durch Zellnekrose bedingte Steigerung des Zellumsatzes bewirkt nun eine Fehlregeneration, indem Zylinderepithel durch geschichtetes Plattenepithel ersetzt wird. Dieses aus der indifferenten Basalzellenlage der Mukosa sich innerhalb von 24—48 Stunden entwickelnde metaplastische Plattenepithelregenerat bildet zwar einen gewissen mechanischen Schutz, es besitzt aber kein Flimmerepithel.

Bei einer Beseitigung der Schleimhaut-Noxe und Abklingen der Bronchitis kann sich diese Zellmetaplasie wieder in funktionstüchtiges Flimmerepithel und Zylinderepithel umwandeln, so daß letztlich ein vollwertiger Heilungsvorgang erreicht wird.

Bei einem Fortbestehen der chronischen Bronchitis bleiben jedoch diese Plattenepithelmetaplasien bestehen bzw. dehnen sich auf größere Bezirke der Bronchialschleimhaut aus. Hierdurch wird eine zunehmende Mukostase verursacht und ein circulus vitiosus unterhalten. Darüberhinaus bleibt zu diskutieren, ob im Einzelfall eine solche Zellmetaplasie der Ausgangspunkt einer Präkanzerose werden kann.

Mit dem immer stärkeren Einbruch bakterieller Infektionen und dem hierdurch bedingten Auftreten entzündlich-infiltrativer, destruktiver und proliferativer Schleimhautveränderungen wird die bisherige einfache *katarrhalische Bronchitis* in tiefere Wandschichten verlegt, so daß nun von einer *intramuralen Bronchitis* gesprochen werden kann. Immer mehr leukozytenreiches, eitriges Sekret wird in die Bronchien entleert und als eitriges Sputum durch Hustenstöße expektoriert.

Im Zuge dieser fortwirkenden Entzündungsreaktion kommt es zur Atrophie der Bronchialdrüsen und zur hernien- bzw. divertikel-artigen Ausweitung der Drüsenausführungsgänge, aber auch zu ulzerösen und fibrosierend-granulierenden Wandveränderungen mit Bronchialstenosen, Wandatrophie und *deformierender Bronchitis* mit Bronchiektasie. Es ist auch durchaus denkbar, daß hierbei allergische oder autoimmunologische Prozesse eine zusätzliche Rolle spielen.

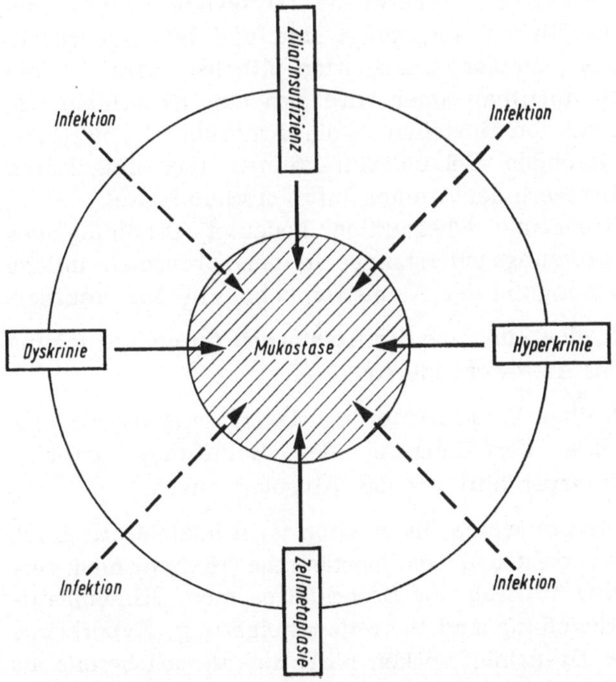

Abb. 2: Entwicklung der Mukostase als Anfangsglied in der ätiopathogenetischen Kette der chronischen Bronchitis.

Mit allem Nachdruck muß daher betont werden, daß ohne Infekt-Beseitigung

1. keine Unterbrechung des ätiopathogenetischen circulus vitiosus,

2. keine Beendigung der self-perpetuation des bronchitischen Prozesses und vor allem

3. keine Wiederherstellung der Bronchialschleimhautfunktionen

zu erreichen ist!

2. Bronchiale Obstruktion

Je stärker Hyperkrinie, Dyskrinie und Ziliarinsuffizienz ausgeprägt sind und je ausgedehnter das metaplastische Plattenepithelregenerat ist, um so unaufhaltsamer wird sich eine bronchiale Obstruktion einstellen — die ihrerseits wieder rezidivierenden Sekundärinfektionen mit ubiquitären Erregern der Atmungsluft Vorschub leistet.
Bronchiale Obstruktion bedeutet Erhöhung des Strömungswiderstandes in den Bronchien infolge Verengung der Atemstrombahn. Hieraus resultiert

1. eine Zunahme der Atemarbeit (infolge Erhöhung des Atemwegwiderstandes),

2. eine Verschlechterung des Gasaustausches (infolge Verminderung des Belüftungs-Durchblutungsverhältnisses des Alveolarraumes).

Die bronchiale Obstruktion wird letztendlich durch 5 verschiedene pathogenetische Mechanismen verursacht (Abb. 3): Bronchialspasmus, Schleimhautschwellung und Sekretionssteigerung (Hyperkrinie + Dyskrinie) wirken nicht nur an sich bereits als Obstruktions-Faktoren, sondern führen auch in ihrer Gesamtheit im Verlaufe des chronisch-bronchitischen Prozesses zur Bronchialwanderschlaffung.

Die regelmäßige Folge von bronchialer bzw. bronchiolärer Obstruktion ist dann die funktionelle Ventilstenose mit progredienter Entwicklung eines bronchostenotischen (Überdehnungs-)Emphysems, das auch als obstruktives Emphysem bezeichnet wird. Die hierdurch bedingte Lungengerüst-Erschlaffung führt ebenfalls zur Bronchialwanderschlaffung mit wiederum zunehmender Obstruktion.

Dabei kann eine volumenabhängige Stenose infolge Hyper- und Dyskrinie, Schleimhautschwellung und Spasmus mit Mukostase von einer druckabhängigen Stenose infolge Strukturzerstörungen in der Bronchialwand mit erhöhter Kompressibilität und Einstülpung dieser Areale in das Bronchiallumen bei erhöhtem intrathorakalem Druck abgegrenzt werden (Abb. 3).

So kann eine akute homogene Bronchiolar-Obstruktion unter dem klinischen Bild eines plötzlichen Asthma-Anfalles gelegentlich postgrippal bei prädisponierten Menschen auftreten. Dabei können weitere obstruktiv-wirksame Faktoren hinzukommen, wie Kaltluft, Allergene oder Azetylcholin. Auch tierexperimentell läßt sich das Krankheitsbild der obstruktiven (asthmoiden) Bronchitis durch Azetylcholin auslösen. Diese Empfindlichkeitssteigerung der Azetylcholin-Rezeptoren, denen wahrscheinlich in der Pathogenese der obstruktiven Bronchitis eine zentrale Stellung zukommt, kann mittels Atropin- bzw. Orciprenalin-Inhalation gebessert bzw. beseitigt werden. Für diese Empfindlichkeitsänderung der Azetylcholin-Rezeptoren kann ein zirkadianer Rhythmus angenommen werden: die Empfindlichkeit ist in den Morgenstunden bis um 300% und mehr erhöht und korreliert dementsprechend mit der früh-morgendlichen Vagotonie. Gleichzeitig stehen die Steigerung der

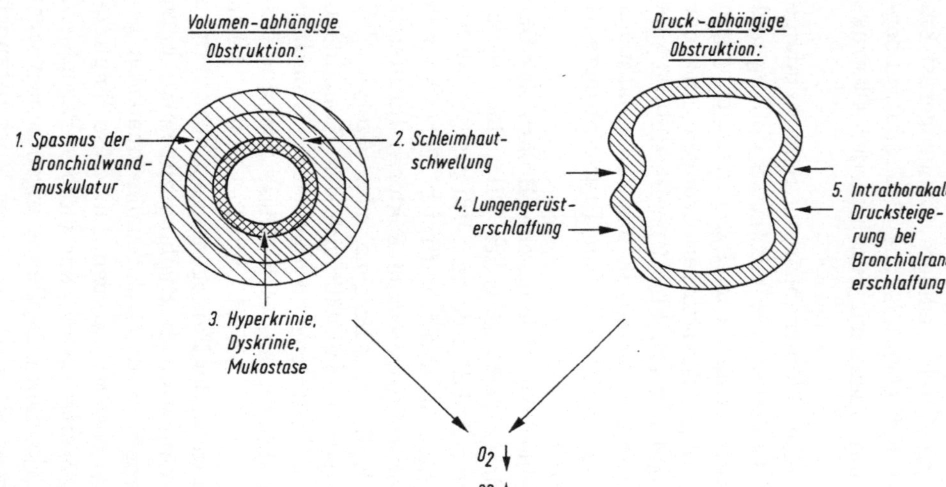

Abb. 3: Entwicklung der bronchialen Obstruktion bei chronischer Bronchitis.

Azetylcholin-Rezeptorenempfindlichkeit und des Bronchialmuskeltonus in enger Abhängigkeit von einem α_1-Antitrypsin-Mangel:

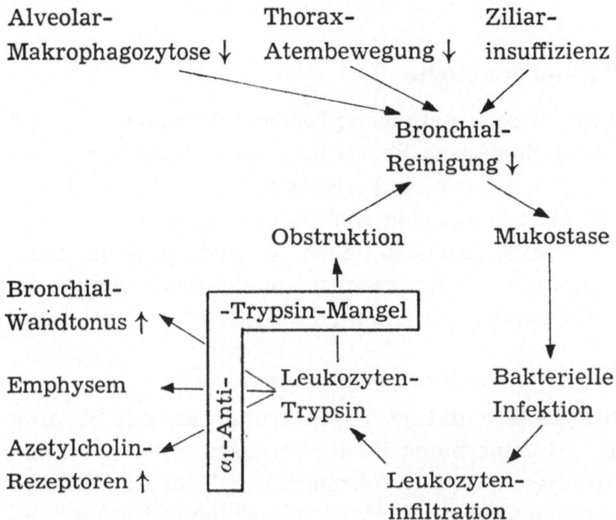

Abb. 4: Die Stellung des α_1-Antitrypsin-Mangels in der Pathogenese der chronischen Bronchitis.

Während Bronchialspasmus, Schleimhautschwellung und Sekretionssteigerung als Ausdruck des bronchitischen Prozesses einer gezielten Therapie relativ gut zugänglich sind, ist die Bronchialwand-Erschlaffung nur noch mittels Atemgymnastik beeinflußbar; dagegen entzieht sich die Lungengerüst-Erschlaffung jeglicher Behandlungsmaßnahme.

Die Progredienz und die Irreparabilität der Mukoziliarinsuffizienz und der bronchialen Obstruktion können nur durch konsequente antibiotische Therapie hinausgezögert oder sogar verhindert werden. Die bakterielle Infektion steht somit sowohl am Anfang als auch am Ende des chronisch-progredienten Krankheitsprozesses. Daher gehört die Beseitigung der bakteriellen Infektion zu den wichtigsten prophylaktischen und therapeutischen Maßnahmen!

Pathophysiologie

Aus diesen pathogenetischen Mechanismen und morphologischen Bronchialwandveränderungen resultieren nicht nur *Husten* und *Auswurf* als führende klinische Symptome einer chronischen Bronchitis, sondern auch 3 pathophysiologische Vorgänge, die ein weiteres wesentliches Symptom, die *Atemnot,* bewirken (Abb. 5).

1. Störungen der Atemmechanik

Als primäre und im Vordergrund stehende Störung der Atemmechanik ist die obstruktive Ventilationsstörung infolge endobronchialer Widerstandserhöhung anzusehen. Sie tritt relativ frühzeitig im Verlauf einer Bronchitis auf, wobei aber bronchitische Prozesse an großen Bronchialästen, die gleichermaßen Husten und Auswurf, aber keine Zunahme des Strömungswiderstandes bewirken, die Lungenmechanik nicht beeinträchtigen. Daher wird die chronische Bronchitis erst durch die bronchiale Obstruktion mit obstruktiver Ventilationsstörung zu einer Krankheit im funktionellen Sinn (= *obstruktive Bronchitis).*
Bereits eine geringe Verengung des Bronchiallumens bedingt eine erhebliche *Zunahme der Atemarbeit* — wie umgekehrt eine geringe Erweiterung des Bronchiallumens durch therapeutische Maßnahmen die Atemarbeit wesentlich verbessert. Dies beruht darauf, daß der Strömungswiderstand bei luminarer Strömung umgekehrt proportional ist der 4. Potenz des Röhrenradius und bei Turbulenz

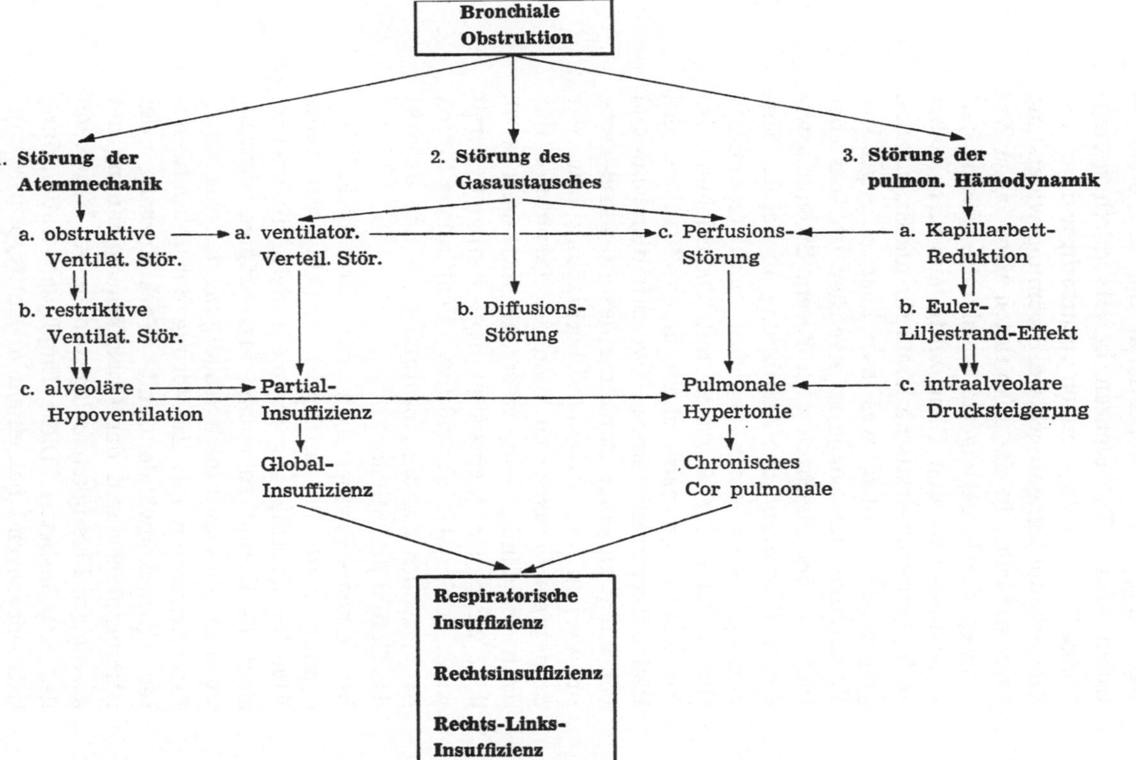

Abb. 5: Pathophysiologie (vereinfacht-schematisiert) der chronischen Bronchitis.

sogar umgekehrt proportional der 5. Potenz — wobei lokale Turbulenzen bereits durch geringfügige Sekretauflagerungen verursacht werden.

Der erhöhte endobronchiale Strömungswiderstand kann natürlich in der Inspiration über lange Zeit hinweg durch gesteigerte muskuläre Atemarbeit überwunden werden. Gleichzeitig muß hierbei aber auch genügend elastische Kraft für die Exspiration gespeichert werden, was nur über eine größere Vordehnung der Lunge zu erreichen ist. Dies aber führt — bei gleichzeitig größerem Strömungswiderstand während der Ausatmung als bei der Einatmung — zu einer zunächst noch reversiblen Überblähung der Alveolen mit Verschiebung der Atemmittellage nach oben, einer Zunahme des Residualvolumens, einem Zwerchfelltiefstand und vor allem zu einer Zunahme des Atemstoß-Tests. Im Verlauf der Alveolar-Überblähung bzw. der *Emphysem-Entwicklung* kann die Exspiration nur dann vollständig sein, wenn sie verlängert wird, d. h. wenn der Atemzeitquotient zunimmt. Somit wirkt sich die obstruktive Ventilationsstörung hauptsächlich auf die Ausatmung aus und bewirkt das Gefühl der Atemnot.

Bei einem Fortbestehen der Bronchiolen-Verengung wird die anfänglich beliebig reversible Alveolen-Überblähung nunmehr definitiv irreversibel. Es kommt zu einem ausgeprägten obstruktiven Emphysem infolge Schädigung der elastischen Faserstrukturen mit Zerstörung der intraalveolaren Zwischenwände, mit Verkleinerung der Atmungsfläche und der Oberflächenspannung des alveolären Flüssigkeitsbelages sowie mit Reduktion des Kapillarbettes. Diese Emphysem-Entwicklung tritt vorwiegend bei einem α_1-Antitrypsin-Mangel auf.

So weist die **obstruktive Ventilationsstörung** —

entsprechend ihrem jeweiligen Schweregrad — folgende *spirographischen Befunde* auf:

Atemstoß-Test (AST): ↓↓

Atemgrenzwert (AGW): ↓↓

Pneumometerwert (PW): ↓↓

Atemvolumen (AV): ↓

Vitalkapazität (VK): (↓), N

Vk-Zeit: ↑↑

Atemfrequenz (AF): ↑

Atemminutenvolumen (AMV): ↑

Atemzeitquotient (AZQ): ↑

Residualvolumen (RV): ↑

Intrathorak. Gas-Vol. (IGV): ↑

Resistance: ↑

Compliance: ↑

Dabei zeigt die Atemstoß-Testkurve eine Abflachung sowie oftmals eine Stufenbildung (= check valve) infolge Bronchiolenkollaps.

Der Anteil einer spastisch-reversiblen Komponente läßt sich mittels des *Isoprenalin-Tests* (10—20 Atemzüge) bzw. mittels Atropin-Inhalation (0,4%ige Lösung, 1 Minute) aus der Besserung der Werte beurteilen.

Die Hyperreagibilität der Bronchialschleimhaut mit Neigung zu Bronchiolenspasmus ist im Einzelfall mittels des *Azetylcholin-Tests* (3%ige Lösung, 1 Minute Inhalation) zu erkennen.

Bei längerem Bestehen einer bronchitischen Obstruktion mit poststenotischer Alveolar-Überdehnung kommt es schließlich zu einer Schädigung der elastischen Faserstrukturen im Lungenparenchym mit Schrumpfung und Sklerosierung. Dementsprechend stellt sich eine meßbare Erhöhung des elastischen Widerstandes ein. Diese restriktive Ventilationsstörung infolge verminderter Dehnbarkeit des Lungenparenchyms wirkt sich fast ausschließlich auf die Einatmung aus, da die inspiratorische Volumenzunahme der Lunge erschwert ist (= *restriktive Bronchitis*).

Eine nachträglich sich einstellende **restriktive Ventilationsstörung** ist durch folgende *spirographische Befunde* gekennzeichnet, die verständlicherweise die Symptome der obstruktiven Ventilationsstörung verändern können und somit die spirographische Auswertung erschweren:

Vitalkapazität (VK): ↓↓

Atemgrenzwert (AGW): ↓

VK-Zeit: ↓

Atemvolumen (AV): ↓

Totalkapazität (TK): ↓

Intrathorakal. Gas-Vol. (IGV): ↓

Insp. Res. Vol. (IRV): ↓

Atemstoßtest (AST): ↓

Residualvolumen (RV): ↓

Atemminutenvolumen (AMW): ↓

Pneumometerwert (PW): ↓

Compliance: ↓

Die kombinierte obstruktiv-restriktive Ventilationsstörung führt i. a. zu den schwersten Formen einer respiratorischen Insuffizienz.

Eine zunehmende Ausprägung eines poststenotischen Emphysems hat eine Erhöhung des Residualvolumens zur Folge und bei einer inhomogenen alveolären Belüftung kommt es auch zu einer Verlängerung der Fremdgasmischungszeit.

Der infolge bronchitischer Obstruktion und Alveolar-Überblähung bzw. poststenotischem Emphysem erheblich vergrößerte Totraum muß durch vermehrte Atemarbeit (Zunahme des AMV bzw. der spezifischen Ventilation) überwunden werden. Wenn diese immer stärker geforderte Atemarbeit gegen erhöhte elastische oder erhöhte visköse Widerstände schließlich nicht mehr aufgebracht werden kann, resultiert eine (partielle) *alveoläre Hypoventilation.*

Gleichzeitig existieren aber auch Lungenabschnitte mit geringer oder fehlender bronchitischer Obstruktion neben Parenchymbezirken mit starker oder sogar vollständiger Verlegung der Bronchiallichtung. Solche Parenchymbezirke werden durchblutet, aber nicht oder nur gering ventiliert. Daher ist das aus diesem Bereich ausströmende Blut nicht arterialisiert, so daß diese Lungenbezirke im funktionellen Sinn a. v. Shunts gleichzusetzen sind. Somit verursacht die chronische bronchiale Obstruktion eine *ventilatorische Verteilungsstörung,* die als ungleichmäßiges Verhältnis der Ventilation zur Durchblutung definiert wird und der eine große klinische Bedeutung zukommt. Sie kann sich entweder als obstruktive oder als restriktive ventilatorische Verteilungsstörung ausprägen. (Dieses Verteilungsverhältnis beträgt normalerweise 2:2,5 l/min/qm, d. h. 0,8). Eine quantitative Beurteilung der obstruktiv-bedingten Verteilungsstörung gelingt mit für klinische Zwecke ausreichender Zuverlässigkeit mittels der CO_2-Konzentration in der Ausatmungsluft. Hierbei kommt es zu einem sukzessiven Kurvenanstieg ohne Plateaubildung, weil bei der Exspiration zunächst die gut ventilierten Bezirke und zuletzt erst die schlechter belüfteten Bezirke ausgeatmet werden.

2. Störungen des Gasaustausches

Bei zunehmender, schwerer, insbesondere inhomogener bronchialer Obstruktion wird schließlich auch der Gasaustausch zwischen Alveolarluft und arteriellem Blut gestört. Diese Störung des Gasaustausches beruht auf 3 pathophysiologischen Vorgängen:

1. alveoläre Insuffizienz,

2. Perfusionsstörung,

3. Diffusionsstörung.

So prägt sich infolge der alveolären Hypoventilation und der ventilatorischen Verteilungsstörung eine immer stärkere arterielle Hypoxämie aus — bei jedoch noch normaler CO_2-Spannung. Diese respiratorische *Partialinsuffizienz* kann längere Zeit durch einen Anstieg des Herzzeitvolumens und durch eine kompensatorische Polyglobulie ausgeglichen werden.

Bei länger bestehender Obstruktion und Lungenparenchymumbau stellt sich schließlich neben der arteriellen Hypoxämie auch eine mangelhafte Ausatmung von CO_2 ein, so daß eine Hyperkapnie resultiert. Die Höhe des arteriellen CO_2-Druckes gilt als Maß für die globale alveoläre Mangelbelüftung. Bei einer Zunahme der CO_2-Spannung kommt es zwangsläufig auch zu einer Abnahme der alveolären O_2-Spannung und zu einer weiteren O_2-Untersättigung des Blutes. Bei einem arteriellen O_2-Druck von 30 mm Hg wird die kritische Grenze erreicht, unterhalb derer i. a. der Tod eintritt. Diese respiratorische *Globalinsuffizienz* führt letztlich dann zum Rechtsherzversagen.

Eine weitere Störung des Gasaustausches stellt die *Perfusionsstörung* dar, wobei sich venöses Blut unarterialisiert mit dem sauerstoffgesättigten Lungenkapillarblut mischt. Die Perfusionsstörung beruht auf folgenden 3 Ursachen:

1. ventilatorische Verteilungsstörung,

2. Rarefizierung der Lungenstrombahn,

3. Shunt-Verbindungen.

Daher ist die Perfusionsstörung gekennzeichnet durch eine Abnahme der arteriellen O_2-Spannung bei gleichzeitig normaler oder sogar gering verminderter arterieller CO_2-Spannung.

Schließlich wird der regelrechte Gasaustausch durch eine *Diffusionsstörung* beeinträchtigt. Hierbei wird immer nur die O_2-Aufnahme vermindert, da die Diffusion von CO_2 vom Blut zur Alveolarluft etwa 20mal leichter erfolgt als die von O_2 aus der Alveolarluft ins Blut. Diese Diffusionsstörung wird durch folgende Faktoren verursacht:

1. Verkleinerung des gasaustauschenden Lungenparenchyms,

2. Verdickung der Alveolar-Kapillar-Schichten,

3. Verkürzung der Kontaktzeit zwischen Alveolarluft und Blut,

4. Abnahme der Erythrozyten.

Die Diffusionsstörung ist daher charakterisiert durch eine erniedrigte arterielle O_2-Spannung in Körperruhe und zunehmende Hypoxämie unter Belastung bei gleichzeitig normaler oder sogar gering verminderter arterieller CO_2-Spannung.

3. *Störung der pulmonalen Hämodynamik*

Bronchiale Obstruktion und bronchitisch-bedingte Veränderungen des Lungenparenchyms führen in Verbindung mit Hypoxämie und Hyperkapnie zu einer pulmonalen Hypertonie, die die Prognose des chronischen Bronchitikers nachhaltiger verschlechtert als die respiratorische Insuffizienz. Im wesentlichen sind es 3 Mechanismen, die die Widerstandserhöhung im Lungenkreislauf verursachen:

1. die Rarefizierung des Lungenkapillarbettes,

2. die Erhöhung des Alveolardruckes,

3. die alveoläre Hypoventilation.

Durch Einreißen von Alveolarsepten und Alveolar-Überblähung wird das pulmonale Kapillarnetz ausgelichtet (rarefiziert) und somit der Gesamtquerschnitt des Lungengefäßbettes stark verringert. Erst bei einer *Verminderung des Gefäßbettes* auf weniger als $^1/_3$ der Norm ist mit einer Drucksteigerung im Lungenkreislauf zu rechnen. Daher führt auch das ohne bronchitische Obstruktion einhergehende senile Emphysem nicht bzw. nur in geringerem Umfang zur pulmonalen Hypertonie.

Den 2. ursächlichen Faktor stellt die *Erhöhung des Alveolardruckes* bei bronchialer Obstruktion dar: Während der hierdurch bedingten Verlängerung des Exspiriums muß das rechte Herz zusätzliche Arbeit leisten (Druck + Beschleunigung), um eine Abnahme des Herzzeitvolumens zu verhindern. Dabei steigen die atemsynchronen Druckschwankungen im Intrapleuralraum ($\triangle P_{Oes}$) wie im Alveolarraum ($\triangle P_A$) entsprechend der Atemwegs-Obstruktion gleichsinnig an (*Islam, Ulmer,* 1971). Der Intrapleuraldruck gilt als sog. Referenzdruck für die großen Gefäße und das rechte Herz. Mit Zunahme der endobronchialen Widerstände steigt die endinspiratorisch gefesselte Luftmenge bis zu $^1/_3$ bzw. bis zur Hälfte der gesamten Alveolarluftmenge an, die damit praktisch aus der Ventilation ausgeklammert ist. Mit der „trapped air" steigt entsprechend das intrathorakale Gasvolumen an.

Die wesentlichste Ursache der pulmonalen Hypertonie ist die *alveoläre Hypoventilation.* Dabei bewirkt sowohl eine Abnahme des alveolären O_2-Gehaltes als auch eine Abnahme der O_2-Sättigung im venösen Mischblut eine Engstellung der arteriellen Lungengefäße, wobei aber die arteriellen Sauerstoffdrucke deutlich unter 50 mm Hg absinken müssen. Dies führt zu einer Erhöhung des Pulmonal-Arteriendruckes, ein Phänomen, das als *Euler-*

Liljestrand-Mechanismus (1946) bezeichnet wird. Diese zunächst funktionelle Engstellung der pulmonalen Gefäße wird schließlich organisch fixiert und damit auch die pulmonale Hypertonie.

Die pulmonale Hypertonie wird ihrerseits wieder verstärkt durch die kompensatorische Steigerung des Herzzeitvolumens und durch die kompensatorische Polyglobulie: es resultiert das chronische Cor pulmonale.

Respiratorische Insuffizienz und chronisches Cor pulmonale sind Endstadien der chronischen bronchialen Obstruktion, die letztendlich in der Rechtsherzinsuffizienz enden. Jedoch belastet schließlich die Hypoxämie des Koronar-Kreislaufs den rechten wie auch den linken Ventrikel, so daß die nachfolgende zusätzliche Linksinsuffizienz mit teilweise Lungenödem-ähnlichen Symptomen pulmonal ausgelöst ist.

So führt die chronische Bronchitis aus pathogenetischer und pathophysiologischer Sicht zu einer Vielfalt unterschiedlicher klinischer Erscheinungsbilder und stellt — um einen aktuellen Begriff zu gebrauchen — eine **„konzertierte Aktion"** dar.

F. SCHMIDT

„Aktiv-Rauchen" und „Passiv-Rauchen" als schwerwiegende bronchiale Noxe

Folgen des Aktiv-Rauchens

Bronchitis

Eine bundesdeutsche Arbeitsgruppe aus Medizinern und Statistikern hat in einer 5-Jahres-Studie an etwa 12 000 Untersuchten festgestellt, daß rund 20% der bundesdeutschen Arbeitnehmer an chronischer Bronchitis leiden. Bei jedem 3. Patienten, der wegen irgendwelcher Beschwerden ein Krankenhaus aufsuchte, wurde eine chronische Bronchitis diagnostiziert. Dieses selbst für die Untersucher überraschende Resultat läßt sich gewiß nicht auf eine einzelne Ursache zurückführen. Teamleiter *G. Fruhmann* (2. Med. Univ.-Klinik München) ließ jedoch keinen Zweifel daran, wo die Hauptursache zu suchen ist: Die Luftverschmutzung pauschal für die Häufigkeit der chronischen Bronchitis verantwortlich zu machen — obwohl sie sicher mitbeteiligt ist — bezeichnete er als zu oberflächlich, weil die höchste Konzentration allgemeiner Luftverschmutzung nachweislich nicht durch Abfallprodukte unserer Industriegesellschaft erfolgt, sondern in weit höherem Maße durch die Rauchgewohnheiten des einzelnen; in einem Kubikzentimeter Zigarettenrauch ist mehr als das Zehntausendfache an Partikeln enthalten als an den verschmutztesten Plätzen unserer Industriegroßstädte oder an den Arbeitsplätzen, die die größte bekannte Staubentwicklung aufweisen.

Es kommt hinzu, daß das feine Aerosol des Zigarettenrauches fast vollständig „lungengängig" ist, während die groben Rußpartikel der Schornsteine zum größten Teil bereits in der Nase zurückgehalten werden. Unter diesen Umständen wundert es nicht, daß nach dem Bericht des Royal College of Physicians von Großbritannien Raucher mit einem Mindestkonsum von 25 Zigaretten täglich 20mal häufiger an Bronchitis sterben als Nichtraucher.

Der Ergänzungsband 1971 des Berichts Smoking and Health kommt für Amerika hinsichtlich der Ursachen der chronischen Bronchitis zu ebenso klaren Schlußfolgerungen wie der englische Bericht.

Die wichtigste Ursache der chronischen obstruktiven bronchopulmonalen Krankheiten ist das Zigarettenrauchen. Zigarettenraucher sind häufiger von Krankheiten des Respirationstrakts befallen als Nichtraucher. Für Pfeifen- und Zigarrenraucher ist das Risiko, an diesen Krankheiten zu sterben, zwar geringer als für Zigarettenraucher, aber ebenfalls deutlich höher als für Nichtraucher. Ehemalige Raucher zeigen eine reduzierte Mortalitätsrate gegenüber Weiterrauchenden. Selbst bei jungen, noch relativ symptomfreien Zigarettenrauchern läßt sich bereits eine deutlich herabgesetzte Atemfunktion nachweisen.

Für den weitaus überwiegenden Teil der Bevölkerung ist die Bedeutung des Zigarettenrauchens als Ursache bronchopulmonaler Krankheiten viel größer als die atmosphärischen Luftverunreinigungen oder berufliche Exposition. Exzessive atmosphärische Luftverschmutzung kann allerdings — ebenso wie berufliche Noxen — auf Mortalität und Morbidität im Sinne eines Summationseffektes wirken.

Besonders überzeugend zeigen dies neuere Untersuchungen über Asbestose: *Selikoff u. Mitarb.* untersuchten 370 Asbestarbeiter. Innerhalb von 5 Jahren starben davon 94 Arbeiter: Nicht weniger als 24 hatten ein Bronchialkarzinom. Bei der Untersuchung der Rauchgewohnheiten stellte man jedoch fest, daß von den 87 Nichtrauchern oder wenigstens Nichtzigarettenrauchern dieser Gruppe nicht einer an Lungenkrebs gestorben war. In Übereinstimmung übrigens auch mit den Erhebungen von *Hammond* fand man ein Mortalitätsverhältnis von 92 : 1 für Lungenkrebs zwischen rauchenden und nichtrauchenden Asbestarbeitern.

Diese Schlußfolgerungen über die Ursachen der Bronchitis sind auch durch Experimente an Tier und Mensch untermauert, die den Nachweis erbrachten, daß die gewohnheitsmäßige Inhalation von Zigarettenrauch zu akuten chronischen Veränderungen der Lungenfunktion und der Lungenhistologie führt.

Außerdem wird der Selbstreinigungsmechanismus der Lunge infolge Schädigung des Flimmerepithels durch Zigarettenrauch beeinträchtigt. Die pathologischen Veränderungen, die man histologisch an Lunge und Bronchien nachweisen kann, ließen sich postmortal bei Zigarettenrauchern auch dann einwandfrei objektivieren, wenn die Todesursache außerhalb des Respirationstraktes lag. Außerdem pfropfen sich auf das durch Zigarettenrauch vorgeschädigte Gewebe auch häufig Infektionen auf, deren Verlauf in der Regel ebenfalls schwerer zu sein pflegt als bei Nichtrauchern. Bei aus anderen Gründen erforderlichen Operationen sind ferner pulmonale postoperative Komplikationen bei Zigarettenrauchern deutlich häufiger.

Bronchialkrebs und Lungenkrebs

Nicht nur chronische Bronchitiden und erhöhte Infektanfälligkeit der gesamten oberen Luftwege sowie Lungenemphysem, das seinerseits den ohnehin beeinträchtigten Kreislauf des Rauchers weiter belastet, bedrohen den Respirationstrakt des Rauchers; am meisten gefürchtet ist vor allem wegen seiner schlechten Heilungsaussichten das Bron-

chialkarzinom. Von einigen relativ seltenen Tumor-
formen abgesehen, ist das Bronchial-Ca immer noch
der Organkrebs mit den schlechtesten Dauerhei-
lungsergebnissen, die im Durchschnitt 1—3% kaum
übersteigen dürften, selbst wenn in einigen
Spitzenkliniken bessere Resultate erzielt werden.
Es ist auch kaum zu erwarten, daß sich an dieser
Situation in absehbarer Zeit Wesentliches ändern
wird, weil selbst die wenigen symptomfreien oder
symptomarmen Lungenkrebsfälle, die mehr oder
weniger zufällig bei Röntgen-Reihenuntersuchun-
gen entdeckt werden, keine echten Frühfälle mehr
sind. Und wenn man — wie ich seinerzeit als Assi-
stent der Geschwulstklinik in Berlin-Buch — Gele-
genheit hat, das Ergebnis eines gewaltigen Auf-
wandes in der Nachbetreuung zu verfolgen, wobei
kaum einer der 5 Jahre Überlebenden mehr als
eine Nachtwächterfunktion ausüben kann, und
wenn man ferner in Rechnung stellt, daß bei einem
nicht unbeträchtlichen Teil der Patienten durch die
Operation das Ende nicht verzögert, sondern sogar
beschleunigt wird, dann ergibt sich daraus die klare
Konsequenz, daß wir hier nur durch Vorbeugung
weiterkommen. Diese Überzeugung wird noch
gefestigt durch den rapiden Anstieg der Zahl der
Lungenkrebsfälle, der inzwischen dem Bronchial-
Ca — zumindest beim Manne — die Spitzenposi-
tion verschafft hat. Entgegen allen beschwichtigen-
den Prognosen bestimmter Interessengruppen, das
Ende des Anstiegs sei bereits erreicht oder stehe
kurz bevor, zeigt ein Blick auf den Kurvenverlauf
in den letzten 20 Jahren, daß bisher jedes neue
Jahr ohne eine einzige Ausnahme eine weitere Erhöhung brachte, so daß wir nunmehr bei fast 23 000
Lungenkrebstoten pro Jahr angelangt sind (Abb. 1).
Das ist um einige Tausend mehr als die ebenfalls
deprimierend hohe Zahl der jährlichen Verkehrs-

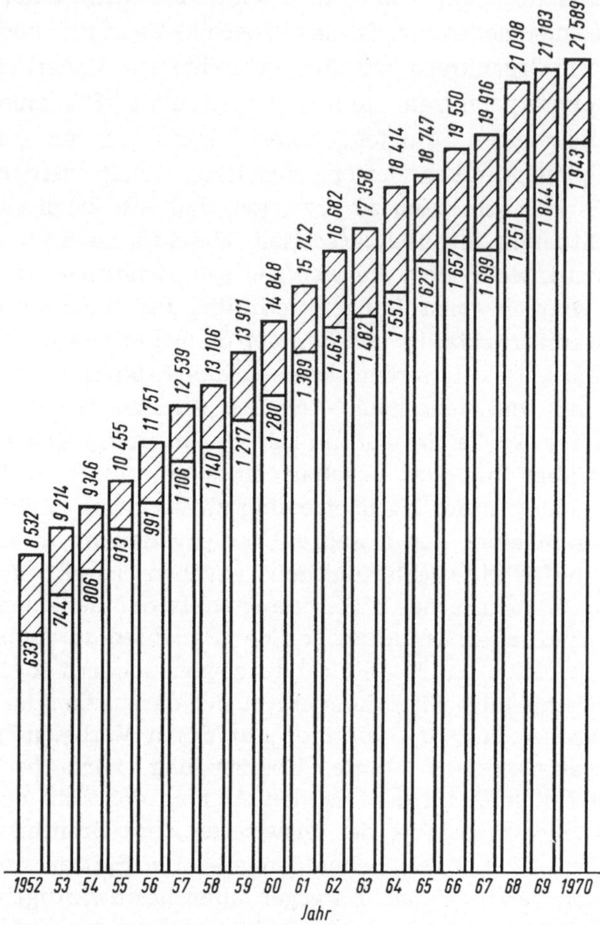

☐ Zigarettenverbrauch pro Kopf
▨ Lungenkrebstote

Abb. 1: Der Zigarettenverbrauch und die Todesfälle an Lungenkrebs nehmen von Jahr zu Jahr zu. 1971 (nicht mehr auf der Abb. vermerkt) ergaben sich folgende Zahlen: Lungenkrebstote 21 817, Zigarettenverbrauch pro Kopf 2042, also eine weitere Zunahme von 208 Todesfällen bei einem Mehrverbrauch pro Kopf von 99 Zigaretten.

toten. Und wenn wir fernerhin in Rechnung stellen,
daß nach den prospektiven Untersuchungen in den
USA, England und Kanada nur etwa 1 Sechstel der
vorzeitigen Zigarettentoten auf den Raucherkrebs
der Lunge entfällt, dann werden daraus zumindest
die Größenordnungen klar, mit denen wir es hier
zu tun haben. Dann müssen wir uns zu der bestür-
zenden Erkenntnis durchringen, daß das
Zigarettenrauchen nicht nur die Hauptursache
chronischer Bronchitiden und des Bronchialkarzi-
noms darstellt, sondern die wichtigste Einzelnoxe
unter den Todesursachen überhaupt. Der Raucher
verschenkt freiwillig die erhöhte Lebenserwartung,
die durch die Fortschritte der Medizin in den
letzten Jahrzehnten erzielt wurden. Für den
starken Raucher sind dies nach amerikanischen Be-
rechnungen durchschnittlich 8,3 Jahre. So gut wie
jeder Raucher gibt sich dabei der Illusion hin, daß
die Gesetzmäßigkeiten der Statistik nur für die
anderen, nicht aber für ihn gelten. Ungünstigsten-
falls — so meint er — wird das Leben durch
Rauchen in einem Alter verkürzt, wo es ohnehin
viel von seinem Reiz verloren hat. Daß die Über-
sterblichkeit der Raucher in relativ jungen Jahren
am höchsten ist — in den Altersklassen zwischen 35
und 59 Jahren sterben beispielsweise in 2 gleich-
großen Gruppen von Rauchern und Nichtrauchern
doppelt so viele Raucher — wird einfach aus dem
Bewußtsein verdrängt. In dieser psychologischen
Situation klammert sich der Raucher an jeden
Strohhalm, der ihm hilft, seine erwachende Selbst-
kritik wieder einzuschläfern.
Ich möchte deshalb einige der Argumente anführen, die an der überragenden Rolle des Zigarettenrauchens als Lungenkrebsursache keinen ernsthaf-
ten Zweifel mehr lassen:
Raucher erkranken nicht nur vielfach häufiger an

Lungenkrebs als Nichtraucher, das Risiko steigt auch mit der Höhe des Konsums, mit der Tiefe der Inhalation, mit der Zahl der Raucherjahre und dem frühzeitigen Beginn des Rauchens.

Die Lungenkrebssterblichkeit im hochindustrialisierten Ruhrgebiet liegt z. B. in der gleichen Größenordnung wie im überwiegend landwirtschaftlich genutzten Schleswig-Holstein.

Finnland hatte bis zum 2. Weltkrieg so gut wie keine Industrie und nur wenig Autos. Entsprechend der Höhe des Zigarettenkonsums liegt es jedoch in der Lungenkrebsrate an 2. Stelle in der Welt.

Venedig, die Lagunenstadt ohne Autos und Industrie, lebt praktisch vom Fremdenverkehr. Entsprechend dem hohen Zigarettenverbrauch sterben in Venedig mehr Menschen an Lungenkrebs als in der ausgesprochenen Industriestadt Turin.

Die Stadt mit dem dichtesten Autoverkehr und der stärksten Smogbildung in den USA ist Los Angeles. Dennoch erreicht dort die Lungenkrebssterblichkeit noch nicht einmal den Durchschnitt von 200 anderen Großstädten der USA.

Die Adventisten des 7. Tages — eine Glaubensgemeinschaft, deren Mitglieder aus religiösen Gründen nicht rauchen — sind den gleichen allgemeinen Luftverunreinigungen wie die übrige Bevölkerung ausgesetzt. Sowohl nach deutschen wie auch nach amerikanischen Untersuchungen erkranken sie nur ausnahmsweise an Lungenkrebs.

Auch die Frauen müssen in der Regel — von gewissen Berufen abgesehen, die jedoch insgesamt kaum ins Gewicht fallen — die gleichen Luftverunreinigungen aus Industrie und Straßenverkehr einatmen. Sie rauchen aber (immer noch) weniger und inhalieren seltener. Der Lungenkrebs nimmt zwar auch bei den Frauen zu, beträgt aber nur etwa $1/6$ der männlichen Lungenkrebstoten.

Der Ergänzungsband 1971 des Berichts „Smoking and Health", unter Mitwirkung von 50 führenden Experten der USA verfaßt, bestätigt erneut, daß das Zigarettenrauchen die überragende Lungenkrebsursache beim Menschen ist. Im Hinblick auf die allgemeinen Luftverunreinigungen wird ebenfalls betont, daß der „Stadtfaktor", für den der erhöhte Zigarettenkonsum der städtischen Bevölkerung eine wichtige Teilkomponente darstellt, für sich allein im Vergleich zu der überragenden Bedeutung des Rauchens nur von untergeordnetem Einfluß ist. Das geht schon allein daraus hervor, daß die Gefährdung von Zigarettenrauchern auf dem Lande etwa 4mal größer ist als das Risiko für Nichtraucher in der Stadt.

Entsprechend der gestellten Thematik seien die übrigen gehäuften Todesursachen der Raucher nur am Rande erwähnt:

Krebs der Lippe, der Mundhöhle, der Zunge, des Rachens, des Kehlkopfs, der Speiseröhre, der Harnblase, der Niere und des Pankreas; Herzinfarkt und Koronarsklerose, Zerebralsklerose, Aneurysma aortae nichtsyphilitischen Ursprungs, Thrombangiitis obliterans sowie Gastritis, Magen- und Duodenalulkus.

Passiv-Rauchen

Die Frage nach der Schädlichkeit des Passiv-Rauchens kann nicht unabhängig vom Gesundheitsrisiko für den Raucher selbst beantwortet werden. Bis vor kurzem glaubte man, daß das Passiv-Rauchen für den Nichtraucher nur eine mehr oder weniger starke Belästigung darstellt. Indizien für eine körperliche Schädigung wie das gehäufte Auftreten von Bronchialkrebs z. B. in Gaststättenberufen, die in besonderem Maße dem Tabakqualm anderer ausgesetzt sind, blieben zunächst unbeachtet, weil man dazu neigte, sie mit den individuellen Rauchgewohnheiten der Betroffenen selbst in Verbindung zu bringen. Eine Reihe von Beobachtungen machten jedoch einen Zusammenhang mit dem Passiv-Rauchen zumindest wahrscheinlich: *H. Heß* registrierte z. B. unter 100 Frauen mit obliterierender Angiopathie 15, die langjährig im Gaststättengewerbe tätig waren, wobei 7 selbst nie geraucht hatten. Weitere 7 waren in Tabakfabriken und Tabakläden beschäftigt. Die Annahme einer ursächlichen Beziehung liegt hier um so näher, weil die Endangiitis obliterans, das „Raucherbein", sonst fast nur bei Rauchern vorkommt. *Heß* wies ferner nach, daß eine Kellnerin, die in einem Gästeraum normaler Größe mehrere Zigarren rauchende Gäste bedient, stündlich das Nikotinäquivalent einer Zigarette einatmet, selbst wenn man die in vielfacher Beziehung anfechtbaren Werte von *Harke**) aus dem Forschungsinstitut der Zigarettenindustrie zugrunde legt; nach den Messungen anderer Autoren ist es noch wesentlich mehr.

Völlig unabhängig davon ergibt sich schon aus einer simplen Überlegung, daß das Passiv-Rauchen mehr als nur eine Belästigung sein muß: Nach mehrfach bestätigten Befunden ist der Nebenstrom der Zigarette, dem der Passiv-Raucher ausgesetzt ist, besonders reich an kanzerogenen und vielen anderen schädlichen Stoffen, er enthält z. B. etwa die dreifache Menge an 3,4-Benzpyren als der Hauptstrom, den der Raucher selbst einatmet. Für die übrigen 16 krebserzeugenden Aromaten, die bisher im Zigarettenrauch nachgewiesen wurden, dürften ähnliche Verhältnisse gelten. Außerdem sind die Zugpausen, in denen *alle* giftigen Anteile in den

---

*) vgl. die Diskussion über das „Passiv-Rauchen" in Münch. med. Wschr. 113 (1971) 18, 702—713.

Nebenstrom gehen, erheblich länger als die kurzen Augenblicke des Ziehens: Auf 24 Sekunden Zugzeit entfallen bei einer Zigarette nicht weniger als 12 Minuten Zugpause. Beim nichtinhalierenden Rauchen wird sogar der größte Teil der Hauptstromgifte zusätzlich wieder an die Umgebung abgegeben. Daraus wird klar: Die Exposition des Passiv-Rauchers, der die verqualmte Luft nicht nur einen Atemzug lang, sondern in vielfach wiederholter Lungenpassage voll inhalieren muß, kann schon aus Gründen der Logik bei unzureichender Lüftung nicht wesentlich geringer sein als die des nichtinhalierenden Rauchers.

F. Speer hat an 250 gesunden Nichtrauchern die Sofortwirkungen des Passiv-Rauchens untersucht; sie erfüllen schon für sich allein den Tatbestand der Körperverletzung (Tabelle 1). Es dürfte kaum einen Nichtraucher geben, der nicht zumindest einen Teil dieser Symptome schon an sich selbst bei längerem Aufenthalt in tabakverqualmten Räumen registriert hat.

Auch die Konzentration an Kohlenoxyd erreicht in Räumen, in denen sich mehrere Raucher aufhalten, in kurzer Zeit Werte, die die maximal zulässige Arbeitsplatzkonzentration (MAK-Wert) bei beruflicher Exposition deutlich überschreiten können: Das hat der jüngste Bericht der obersten amerikanischen Gesundheitsbehörde (1972) erneut ausdrücklich bestätigt. Unter ungünstigen Bedingungen steigt danach die CO-Konzentration in geschlossenen Räumen durch Rauchen so stark an, daß Passiv-Raucher schon nach 1½ Stunden verschiedene Zeitintervalle, optische und akustische Signale nur noch beschränkt unterscheiden können. In einem geschlossenen Auto genügen schon 10 Zigaretten, um den CO-Gehalt auf 100 ppm anzuheben. Wieviel mehr muß diese herabgesetzte Reaktions-

Tabelle 1: *Direkte Folgen des Passivrauchens bei* Mädchen*) Frauen Gesamt %

Patientenzahl	Jungen*) 19	Männer 71	250 Nichtrauchern ohne Allergien (nach *Speer*, 1968) 21	139	250	100,0
Augenbindehautreizung	9	54	14	96	173	69,2
Nasensymtome	5	28	2	38	73	29,2
Kopfschmerzen	5	26	5	43	79	31,0
Husten	7	15	10	31	63	25,2
erschwerte Atmung	1	4	0	6	10	4,0
Halsschmerzen	0	7	0	7	14	5,6
Übelkeit	3	6	0	14	23	9,2
Heiserkeit	0	6	0	5	11	4,4
Schwindel	2	2	2	10	16	6,4

*) unter 16 Jahren

fähigkeit für den inhalierenden Raucher selbst beim Autofahren gelten, dessen Hämoglobin nach bereits früher erhobenen Befunden bis zu 15% durch CO blockiert sein kann. Von der manuellen Behinderung abgesehen, resultiert daraus bei längerem Autofahren eine so ernste Gefährdung der Verkehrstüchtigkeit, daß der Gesetzgeber daraus Konsequenzen ziehen sollte. Bisher wurde diesen Zusammenhängen bei Verkehrsunfällen so gut wie keine Beachtung geschenkt. Der MAK-Wert für CO liegt bei uns z. Zt. bei 50 ppm, in anderen Ländern zum Teil jedoch wesentlich niedriger. Neuere Forschungsergebnisse haben gezeigt, daß — im Gegensatz zu früheren Ansichten — auch relativ kleine CO-Konzentrationen bei wiederholter Exposition Gesundheitsschäden verursachen können; deshalb sind Bestrebungen im Gange, den MAK-Wert für CO herabzusetzen.

Wenn es im übrigen noch eines Beweises für das Gesundheitsrisiko auch des Passiv-Rauchens bedurft hätte, so wurde er durch die *Erzeugung von bösartigen Geschwülsten* im Respirationstrakt von Goldhamstern durch Passiv-Rauchen im Forschungsinstitut der deutschen Zigarettenindustrie selbst geliefert. Der Einwand vergleichsweise hoher Dosen kann dabei nicht anerkannt werden. Tabakwaren stehen nach LMG § 1 den Lebensmitteln gleich. Wenn man gleiche Maßstäbe für Zigaretten wie für Lebensmittel oder auch Medikamente anwenden würde, müßten Herstellung und Verkauf von Zigaretten längst verboten sein: Beim Zyklamat genügte z. B. schon der Nachweis einiger Blasengeschwülste bei Ratten in einer Dosierung, die beim Menschen dem täglichen Konsum von 500 (!) Flaschen zyklamatgesüßter Getränke entsprechen würde, um ein solches Verbot zu erlassen.

Nicht nur dieses Beispiel zeigt: Wir sind ein Volk von

Nikotinabhängigen geworden in einem solchen Ausmaß, daß kein Politiker es wagen würde, an ein solches Verbot auch nur zu denken. Es wäre im übrigen auch zwecklos, da es nur einen schwunghaften Schwarzhandel zur Folge hätte.

Man kann in kein Speiselokal mehr gehen, ohne Gefahr zu laufen, den Tabakqualm seines Gegenübers ins Gesicht geblasen zu bekommen; oft genug sind sich die Raucher des damit verbundenen „aggressiven Akts" (Surgeon General der USA *Steinfeld*) gar nicht bewußt. Noch drastischer wurde der Sachverhalt in einer Äußerung von Prof. *Oettel* formuliert: Wer ein Glas Wein trinkt, pflegt dies auch nicht nur bis zur Hälfte selbst auszutrinken, um dann die andere Hälfte seinen Tischnachbarn ins Gesicht zu spucken.

Selbst in sogenannten Nichtraucherabteilen der Eisenbahn muß man die Abteiltür geschlossen halten, wenn man dem Tabakrauch der Raucher in den Gängen entgehen will, obwohl allein die Gefährdung der Kleidung durchgehender Fahrgäste durch glimmende Zigaretten ein Rauchverbot in den Gängen von Nichtraucherabteilen als selbstverständlich erscheinen läßt.

Schon im Mutterleib fängt die Schädigung durch Passiv-Rauchen für den Embryo in vielen Fällen an. Das Kind im Mutterleib ist der ärmste und schutzbedürftigste Passiv-Raucher *(F. Portheine)*, wenn in der Schwangerschaft geraucht wird. Die Folgen sind bekannt: Eine starke Erhöhung der Zahl der Früh- und Totgeburten bei rauchenden Schwangeren, eine deutliche Verminderung des Geburtsgewichts und eine Beeinträchtigung der geistigen Entwicklung der Neugeborenen. Diese Befunde sind so eindeutig gesichert, daß Rauchen während der Schwangerschaft als verantwortungslos bezeichnet werden muß.

Im Säuglingsalter geht es weiter: Im medizinischen Schrifttum ist eine ganze Anzahl schwerer Vergiftungsfälle niedergelegt, in denen z. B. stolze Väter ihren Sprößling auf dem Arm trugen und dabei gedankenlos rauchten.

Dann kommt das Schulalter: *Cameron* hat in Detroit die Kinder aus 727 Familien rauchender und nichtrauchender Eltern untersucht. Die Kinder rauchender Eltern litten danach fast doppelt so oft an akuten Entzündungen der Atemwege wie die Kinder nichtrauchender Eltern.

Selbst die Hunde zigarrenrauchender Besitzer leiden nach einer britischen Studie in erhöhtem Maße an Bronchitis.

Das Problem des Passiv-Rauchens hat gewiß nicht nur medizinische Aspekte. Ein solcher Aspekt sind beispielsweise auch wirtschaftliche Gesichtspunkte. Der Passiv-Raucher wird nicht nur gesundheitlich gefährdet, er wird darüber hinaus auch zur Kasse gebeten, um die Gesundheitsschäden der Raucher mitzufinanzieren: Die Allgemeinen Ortskrankenkassen verzeichneten z. B. in der Bundesrepublik im Zeitraum von 1964—1969 einen Anstieg ausgefallener Arbeitstage von 26 auf 33 Millionen allein durch Bronchitis *(E. Kuntz)*. Unter den Bronchitisursachen steht das Rauchen mit Abstand an 1. Stelle. Die gewaltigen zusätzlichen Kosten, die durch diese mit bedingtem Vorsatz selbstverschuldeten Krankheiten entstehen, müssen die Nichtraucher bislang durch gleiche Beiträge mitfinanzieren. Diese Benachteiligung wiederholt sich auf zahlreichen Ebenen bis hin zu den zusätzlichen Ausgaben, die Verkehrsbetriebe für die Reinigung von Raucherabteilen ausgeben müssen, die ebenfalls auch den Nichtrauchern durch gleiche Fahrpreise mitaufgebürdet werden.

Der Ärztliche Arbeitskreis Rauchen und Gesundheit fordert einen *gesetzlichen Nichtraucherschutz**). Es sind mehrere Gründe, die uns dazu veranlaßt haben:

---

*) vgl. „Akt. Med." 1973/Nr. 6.

Die Zigarette ist zu einer Bedrohung der Volksgesundheit ersten Ranges geworden. Wie der ständig steigende Konsum zeigt, ist durch Aufklärung allein kaum etwas zu erreichen. Eine Beschränkung der Tabakwarenreklame auf die Innenräume von Tabakwarenläden und auf Druckschriften, die direkt an Raucher abgegeben werden und ein gesetzlicher Nichtraucherschutz müssen — gemäß den Forderungen des ärztlichen Arbeitskreises Rauchen und Gesundheit — am Anfang stehen. Wir müssen dazu die Millionen Nichtraucher aktivieren, die unter der Rücksichtslosigkeit der Raucher leiden. Wenn uns dies gelingt, ist ein wesentlicher Schritt erreicht. Wir schützen den Nichtraucher, wir reduzieren den Konsum des Rauchers selbst, der nicht mehr jederzeit und überall rauchen kann, im Interesse seiner eigenen Gesundheit, und wir qualifizieren das Rauchen als das, was es unbestreitbar ist: als die praktisch wichtigste Luftverschmutzung. 58% aller Raucher sind nach der kürzlichen Repräsentativumfrage des Bundesgesundheitsministeriums schon jetzt „Raucher wider Willen": Sie haben Angst vor Raucherkrebs, sie würden gern aufhören, fühlen sich aber dazu zu schwach. Wenn es noch eines Beweises bedurft hätte, daß Nikotin eine echte Suchtkomponente enthält, wurde er hier geliefert. Die Raucher sind also keineswegs die Helden und kraftstrotzenden Männer, die uns die Zigarettenreklame zeigt. Das steigende Umweltbewußtsein, das wachsende Verständnis für die Forderungen der Umwelthygiene berechtigen auf lange Sicht zu vorsichtigem Optimismus.

Wir alle, vor allem aber wir Ärzte, sind aufgerufen, an dieser großen Aufgabe mitzuwirken und mit gutem Beispiel voranzugehen.

E. KUNTZ

Klinik der chronischen Bronchitis

Häufigkeit und sozialmedizinische Bedeutung

Die chronische Bronchitis steht heute — nach den Herz-Kreislauf-Erkrankungen, den Gelenkleiden und den Leber-Galle-Erkrankungen — an 4. Stelle der sog. Volkskrankheiten. Hinsichtlich der vorzeitigen Invalidität nimmt sie sogar die 3. Position ein — nur noch übertroffen von den Herz-Kreislauferkrankungen und den Gelenkleiden. Die Sterblichkeit an chronischer Bronchitis dürfte in der BRD etwa 17—20/10 000 Einwohner/Jahr betragen; 50 000—60 000 Menschen sterben jährlich vorzeitig an unspezifischen Erkrankungen der Atemwege. Dabei kann eine Mortalitätsrelation der Geschlechter in der BRD von etwa 26 Männern zu 10 Frauen angenommen werden.

Gruppenuntersuchungen der letzten Jahre zeigten, daß etwa 4% unserer Bevölkerung an chronischer Bronchitis erkrankt sind, wobei jedoch sehr starke regionale, berufliche, sozial- und individualfaktorielle Unterschiede bestanden. Mit zunehmendem Lebensalter steigt die Häufigkeit des bronchitischen Syndroms steil an. Jedoch lagen Raucher mit 40—50% Morbidität an der Spitze. Das heißt nichts anderes, als daß in der 2. Lebenshälfte praktisch jeder Raucher an einer chronischen Bronchitis leidet, vor allem dann, wenn Rauchen und weitere Bronchitis-Dispositionen zusammenwirken. Der Nichtraucher dagegen scheint nur dem allgemeinen Umweltrisiko ausgesetzt und erkrankt nur in jedem 6. Fall an chronischer Bronchitis; er bleibt offenbar stets bronchitis-unterschwellig. So sind etwa

²/₃ aller Menschen jenseits des 50. Lebensjahres, aber etwa ⁴/₅ aller Raucher bereits jenseits des 40. Lebensjahres bei einem notwendigen operativen Eingriff mehr durch Bronchitis und Rechtsherzbelastung gefährdet als durch die Operation selbst! Die Bedeutung weiterer wesentlicher Gestaltungsfaktoren der chronischen Bronchitis hat *Hain* (1969) in einer Übersicht eindrucksvoll herausgestellt (7). Da nun Disposition bzw. Heredität als im wesentlichen gleichbleibend anzusehen sind, muß die Häufigkeitszunahme der chronischen Bronchitis umweltbezogen sein.

Aber erst sozialmedizinische Statistiken (7, 15) der letzten Jahre haben die vielfältige Problematik der chronischen Bronchitis offenbart: Während die AOK für das Jahr 1964 „nur" 26 Millionen Tage an Arbeitsausfall wegen bronchitischer Erkrankungen verzeichnete, waren es 1969 33 Millionen Arbeitstage, was der Jahresproduktion von 15 Großbetrieben mit je 10 000 Mitarbeitern gleichkommt. Diesem enormen Produktionsausfall sind die steigenden Kosten der Krankengeldzahlung und der Behandlung hinzuzufügen. Bereits 1969 wurde der volkswirtschaftliche Schaden durch bronchitische Erkrankungen mit rd. 5 Milliarden DM/Jahr beziffert. Wenn auch 1966 allein bei männlichen Arbeitern in 14,5% der Fälle Heilverfahren wegen chronischer Bronchitis durchgeführt wurden, so mußte im gleichen Jahr dennoch eine Frühinvalidität in 10,3% aller Fälle wegen chronischer Bronchitis anerkannt werden.

Sicher ist, daß wesentlich mehr Menschen an chronischer Bronchitis erkrankt sind, wegen chronischer Bronchitis Frühinvalide werden oder an chronischer Bronchitis vorzeitig sterben, als Statistiken bislang aufweisen konnten, da

1. eine allgemein-verbindliche Definition der chro-

nischen Bronchitis fehlt oder nur schwer in jedem
Einzelfall anwendbar ist,

2. eine allgemein-verbindliche Morbiditäts- und
   Mortalitäts-Statistik fehlt,

3. ein Großteil der chronischen Bronchitiker an
   „Asthma" oder „Herzleiden" verstarben und als
   solche nicht mehr in der Bronchitis-Statistik erscheinen.

Die chronische Bronchitis darf daher nicht nur unter dem Blickwinkel ihrer komplikativen, thera-
peutisch-ineffektiven, letztlich unaufhaltsam
schicksalhaften Endstadien gesehen werden, um
dann erst mit „dringend erforderlichen", „möglichst
baldigen" und „jährlich zu wiederholenden" Heilverfahren einzusetzen! *Vielmehr gilt es, das ärztliche Bemühen auf die Frühdiagnose oder zumindest auf eine klinisch-noch-rechtzeitige Diagnose
hinzulenken.*

Systematik

Die morphologische bzw. klinische oder funktionelle Feststellung, ob im Einzelfall „sicher nichts weniger und sicher auch nichts mehr als nur eine
Bronchitis" vorliegt (*Löffler, Kartagener,* 1937) ist
jedoch recht problematisch, wenn nicht sogar unmöglich:

Einerseits können die morphologischen Veränderungen, wie sie bei „Bronchitis" beschrieben werden und bekannt sind, einer Vielfalt unterschiedlicher klinischer Krankheitsbilder zugeordnet werden. Andererseits läßt sich eine eindeutige Bronchi-
tis-Symptomatik sowohl bei entzündungsfreien
Reizzuständen der Bronchialschleimhaut als auch
bei hochentzündlichen bzw. eitrigen Bronchitiden

mit außerdem noch sehr unterschiedlichen morpho-
logischen Veränderungen nachweisen.
Darüber hinaus können bronchitische Symptome als
Begleitbronchitis bei einer anderen Erkrankung

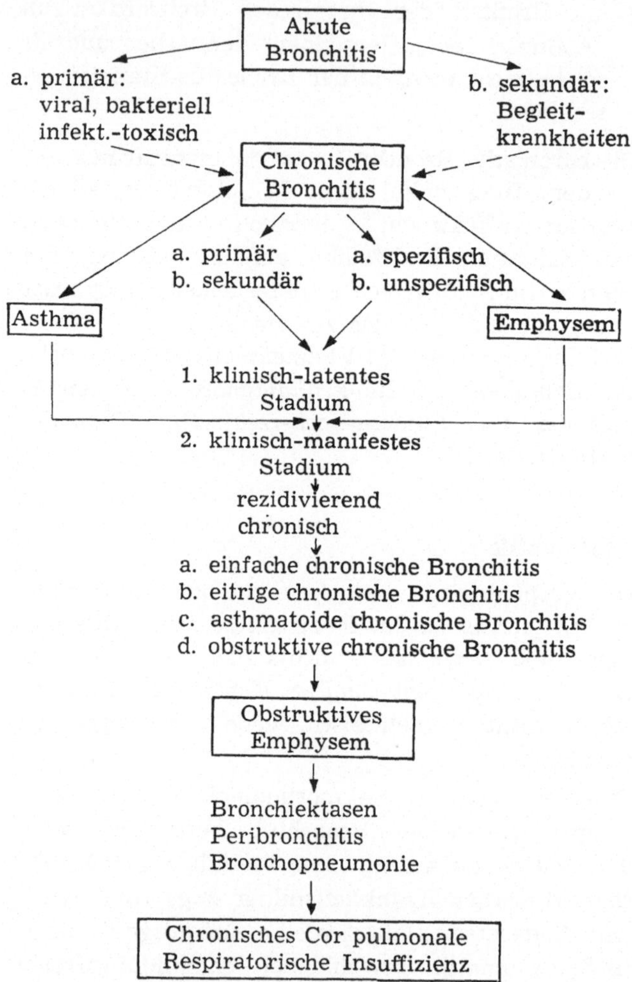

Abb. 1: Schema einer klinischen Systematik des bronchitischen Syndroms.

auftreten, wobei in der Regel die Grundkrankheit Verlauf, Schweregrad und Rückbildung der Begleitbronchitis bestimmt; sie können aber auch ein eigenständiges Krankheitsbild in Form akuter Exazerbationen mit schubweisem Verlauf darstellen, wobei dann meistens nur ein solches akutes Geschehen als Krankheit empfunden wird, während die Zwischenphasen mit lediglich geringen klinischen Symptomen oftmals übersehen, mißachtet oder auch als „Heilung" mißdeutet werden.

Zwischen klinischen Symptomen, subjektiven Klagen, morphologischen Veränderungen und funktionellen Befunden besteht daher häufig eine erhebliche Diskrepanz!

So liegt es nahe, die sog. „akute Bronchitis" vom (mehr oder weniger chronischen) „bronchitischen Syndrom" (*Schmidt, Günthner, Bottke*, 1965) bzw. vom „unspezifischen respiratorischen Syndrom" (*Otto*, 1969) sowie von den „obstruktiven Atemwegserkrankungen" abzugrenzen.

Für klinische Belange hat sich uns vorseitig abgedruckte *schematisierte Systematik* des bronchitischen Syndroms am besten bewährt (Abb. 1).

1. Akute Bronchitis

Definitionsgemäß versteht man unter akuter Bronchitis eine akute Entzündung des Tracheobronchialbaumes, die i. a. keine Tendenz zu weiterer Ausbreitung aufweist, sondern vielmehr zu völliger Ausheilung und Wiederherstellung der normalen Funktion neigt.

Morphologisch findet sich eine hellrote bis leuchtend-dunkelrote Schleimhaut infolge Hyperämie sowie eine Schleimhautverdickung und Sekretauflagerung infolge Desquamation, Schleimhautödem, leukozytärer Durchsetzung der Submukosa mit klebrig-zäher-schleimiger Sekretion.

Ätiopathogenetisch läßt sich eine primäre akute Bronchitis infolge viraler, bakterieller oder infektiös-toxischer bzw. allergischer Ursache von der sekundären akuten Bronchitis als Begleit-Syndrom einer anderweitigen Grunderkrankung abgrenzen: So entwickelt sich häufig in der kälteren Jahreszeit eine primäre akute Bronchitis einige Tage nach einem viralen Infekt der oberen Luftwege, dem u. a. Übermüdung, Witterungswechsel oder Unterkühlung, vor allem in den frühen Morgenstunden (3—5 Uhr), als disponierende Faktoren vorausgingen.

Infolge exogener Allergene (Pollen etc.) kann eine primäre akute („allergische") Bronchitis bei entsprechend sensibilisierten Personen auftreten.

Eine große Bedeutung kommt den toxisch-bedingten akuten Tracheobronchitiden zu, wie sie bei verschiedenen Vergiftungen mit Rauch, Gasen bzw. Dämpfen (SO_2, Chlor, Phosgen, Bromaethyl, Äther, Amylazetat, Isozyanate, Formaldehyd u. a.), aber auch durch hohe Staubkonzentrationen (*Leuschner, Ulmer*, 1967) zu beobachten sind.

Im Verlaufe verschiedener Infektionskrankheiten ist gelegentlich eine akute Tracheobronchitis als Begleitkrankheit vorhanden (Ornithose, Pertussis, Masern, Typhus, Diphtherie, Lappenpneumonie, Trichinose u. a.), der sich dann eine bakterielle Superinfektion aufpfropfen kann.

Klinisch kann sich die akute Tracheobronchitis innerhalb weniger Stunden entwickeln, sie kann aber auch allmählich innerhalb einiger Tage beginnen; sie kann normale, aber auch pathologische Blutbefunde aufweisen (erhöhte oder normale BSG, Leukozytose oder Leukopenie, Lymphozytose oder Lymphopenie, normale oder veränderte Elektrophorese, negatives oder positives CRP u. a.); sie kann mit Schnupfen, Frösteln, Fieber, Hals- und Muskelschmerzen beginnen oder sich vorwiegend mit starkem Reizhusten entwickeln. Der Husten wird zu Beginn der akuten Bronchitis meistens trocken-unergiebig sein, gelegentlich auch bellenden Charakter mit retrosternalem Wundschmerz aufweisen; fast immer überdauert er den akuten Infekt um 2—3 Wochen. Entsprechend einer gleichzeitig bestehenden oder fehlenden Obstruktion wird die akute Bronchitis mit oder ohne Atemnot einhergehen.

Prognostisch gilt die akute Tracheobronchitis als „gutartig", sie heilt i. a. innerhalb 2—4 (—6) Wochen vollständig ab. Dennoch trägt jede akute Bronchitis die Gefahr der Chronizität in sich, besonders dann, wenn über einen längeren Zeitraum Husten und Auswurf bestehen bleiben und wenn die akute Tracheobronchitis von vornherein mit obstruktiver Ventilationsstörung und somit als akute komplizierte Bronchitis verläuft. Auch scheinen bestimmte Grippe-Erreger bzw. Erreger-Kombinationen häufiger zu einer akuten Tracheobronchitis mit dann auch oft wochenlangem Reizhusten zu führen als andere Grippe-Endemien, wie auch eigene klinische Beobachtungen während der letzten Jahre zeigten.

2. Chronische Bronchitis

Mit dem Terminus „*chronisch*" verbindet man i. a. von vornherein aus klinischer Sicht die Vorstellung:

1. eines bestimmten morphologischen Krankheits-Substrates,

2. eines langwierigen Krankheitsverlaufes,

3. einer sehr langen Behandlungsdauer,

4. einer fragwürdigen Prognose.

Dies gilt auch für die chronische Bronchitis.

Das chronische bronchitische Syndrom entwickelt sich *sekundär* nach einer akuten bronchitischen Erkrankung bzw. als Folge eines anderen Grundleidens (Sinusitis, Emphysem, Silikose, Pleuraschwarten, Kyphoskoliose u. a.) oder als Folge chronischer Reize (Staub, Gase, Tabakrauch u. a.). Wesentlich seltener tritt eine chronische Bronchitis *primär*-schleichend auf — nicht selten bereits in jüngeren Lebensjahren, wobei aber im Einzelfall vielleicht nur das auslösende Agens unerkannt geblieben war („idiopathisch") (Abb. 1).

Darüber hinaus wäre eine Unterscheidung in eine *spezifische* chronische Bronchitis (Tuberkulose, Mykosen u. a.) und eine *unspezifische* chronische Bronchitis möglich.

Über viele Jahre bleibt oftmals die chronische Bronchitis in einem klinisch-latenten Stadium. Der Übergang in die klinisch-manifeste Phase (Abb. 1) erfolgt meistens diskret mit spärlichen Symptomen, so daß eine sichere Angabe über den Krankheitsbeginn selten möglich ist. Bei subtiler Befragung ergeben sich aber doch sehr oft Angaben über geringen morgendlichen Hustenreiz mit etwas Sekret, häufigeres Räuspern im Verlauf des Tages und eine bronchiale Anfälligkeit. Diskrete Hinweise auf die Entwicklung eines bronchitischen Syndroms lassen sich meistens auch mit subtiler Funktionsdiagnostik, vor allem bei wiederholten Kontrollen und unter Einschaltung pharmakodynamischer Tests, objektivieren. In der Regel werden zusätzliche Ereignisse bzw. Noxen (Wetterwechsel, Nebel, Kälte, Raucheinwirkung, Staubexposition u. a.)

stärkere Beschwerden verursachen und das schon lange Zeit latent-bestehende Krankheitsbild manifestieren. Dennoch bleiben auch zu Beginn die Beschwerden so belanglos, daß nicht nur die meisten Kranken, sondern auch allzuoft Ärzte sich über die schwerwiegende Bedeutung dieser banalen Symptome täuschen lassen. So wird die anzustrebende Frühdiagnose und somit die erforderliche Frühbehandlung durch eine verständliche, aber bedauerliche „Trias" behindert:

1. die lange klinische Latenz,

2. die lange Schmerzlosigkeit,

3. die meistens zu lange Verharmlosung.

Die aktuelle Problematik der chronischen Bronchitis liegt daher nicht nur in ihrer großen Häufigkeit, sondern beruht vor allem auf der Tatsache, daß sich die Behandlung eines häufig nur als harmlos oder unwichtig angesehenen chronischen Bronchialkatarrhs allzuoft lediglich auf symptomatische oder unzureichende Maßnahmen beschränkt.

Die Entwicklung des klinisch-manifesten Stadiums erfolgt nur selten „chronisch" in einem kontinuierlich-progredienten Prozeß, sondern viel häufiger in Form rezidivierender Schübe mit oftmals ganz beschwerdefreien Zwischenphasen (Abb. 1), wobei solche Schübe — die tieferen Bronchialwandschichten durchdringend — mit bronchopneumonischen Herdbildungen einhergehen können. Hierdurch werden vor allem ältere Patienten in erheblichem Ausmaß gefährdet. Solche akuten, bei älteren Menschen lebensbedrohliche Schübe können aber auch wieder in ein klinisch-stummes Stadium zurücksinken, das dann Arzt und Patient beruhigt und weitere therapeutische Maßnahmen als unnötig erscheinen läßt.

Die chronische Bronchitis kann sich in **4 Verlaufs-
formen** ausprägen, wobei sowohl Übergänge zwischen den einzelnen Formen als auch Kombinatio-
nen einzelner Verlaufsarten möglich sind (Abb. 1):

1. *Die einfache chronische Bronchitis* gilt auch als
„noch" unkompliziert, da sie ohne eitrige Infektion
der Bronchialwände und ohne Ventilationsstörung,
und somit ohne Atemnot, verläuft. Husten sowie
mehr oder weniger voluminöses schleimiges Sputum prägen das klinische Bild.

2. *Die eitrige chronische Bronchitis* entwickelt sich
infolge bakterieller Infektion der Bronchialwände,
da Bakterien im Bronchialsekret einen guten
„Nährboden" vorfinden. Der Grad der bakteriellen
Infektion korreliert direkt mit der Ziliarinsuffizienz und der Mukostase. Da praktisch mit jedem
Atemzug — auch in Abhängigkeit von der wech-
selnden bakteriellen Verseuchung der Umgebungs-
luft — immer wieder Erreger in die Atemwege gebracht werden, kann kaum mit einer Erregerkon-
stanz gerechnet werden. So stellt die eitrige chronische Bronchitis eine schwerwiegende komplikati-
ve Verlaufsform dar, die ohne, aber auch bereits
mit Ventilationsstörung einhergeht.

3. *Die asthmatoide chronische Bronchitis* weist infolge zusätzlicher spastisch- bzw. allergisch-beding-
ter Bronchialwegsverengungen ein im Vordergrund
stehendes „asthmatisches" Symptomenbild mit Giemen, Brummen oder Piepsen auf, während Husten
und Auswurf weniger deutlich ausgeprägt sind. Dabei kann die asthmatoide Komponente über längere
Zeit bestehen oder in Form sich wiederholender in-
terkurrenter Phasen auftreten. Das führende klinische Symptom ist die obstruktiv-bedingte Atemnot.

4. *Die obstruktive chronische Bronchitis* weist als entscheidendes Symptom die Atemnot auf — beide stehen in enger Korrelation. Durch die Obstruktion werden Gasaustausch und Kreislauf in gefährlicher Weise beeinflußt.

Die Schwere der *Atemnot* wird bestimmt durch

1. die absolute Größe des endobronchialen Strömungswiderstandes,

2. die Entwicklungsschnelligkeit der Obstruktion,

3. die Elastizität der Lunge und des Thorax,

4. die Leistungsreserve des Herzens,

5. die Belastbarkeit der Atmungsmuskulatur,

6. die Beeinflussung des Gasaustausches.

Jedwede Verbesserung der Atemwegsobstruktion wird vom Patienten auch als wesentliche Verbesserung der Atemnot empfunden, jedwede — auch oft nur ganz geringe — Zunahme des Strömungswiderstandes wirkt sich als schwerwiegende, lebensbedrohliche Verschlimmerung aus und kann schnell das Schicksal des Patienten besiegeln.

Auf dieses Entwicklungs-Schema der chronischen Bronchitis können sowohl das „asthmatische Syndrom" als auch das „emphysematische Syndrom" einwirken und somit eine klinische Manifestierung bewirken oder das Krankheitsbild komplikativ bzw. sehr variabel gestalten (Abb. 1). Ganz Vorsichtige prägten daher den Begriff der „chronischen asthmatoiden Emphysembronchitis".

Nahezu obligat folgt auf jedwede Bronchialobstruktion mit endobronchialer Widerstandserhöhung das obstruktive Lungenemphysem, das zunächst noch, oft über längere Zeit, als Volumen pulmonum auctum reversibel sein kann (= Überblähung der luftführenden Räume distal der Terminalbronchien). Nahezu obligat geht dann schließlich auch das funktionelle bronchostenotische Emphysem in das irreversible obstruktive Emphysem über (= Destruktion der Alveolarsepten). Dieses *obstruktive Emphysem* (Abb. 1) besitzt die größte klinische Bedeutung, da nunmehr eine prognostisch-ungünstige Zäsur im Ablauf der chronischen Bronchitis gesetzt wurde. Es tritt durchschnittlich nach einer etwa 10jährigen Bronchitis-Dauer auf. Darüber hinaus können auch andere **Emphysem-Arten** ggf. eine chronische Bronchitis nach sich ziehen:

1. *Primäres Emphysem:*
   a) kongenitales lobäres Emphysem
   b) alpha-1-Antitrypsin-Mangel-Emphysem
   c) senil-atrophisches Emphysem.

2. *Sekundäres Emphysem:*
   a) bronchostenotisches (funktionelles) Emphysem
   b) Obstruktiv-bronchostenostisches   (irreversibles) Emphysem
   c) Emphysema bronchiolectaticum (zentrolobulär)
   d) Narben-Emphysem:
      α) perinoduläres Emphysem
      β) paraseptales Emphysem
      γ) perinodöses Emphysem
   e) kompensatorisches Emphysem

Pathophysiologisch bestehen oftmals erhebliche Unterschiede zwischen den Blutgas-Veränderungen und dem Ausmaß der Obstruktion. Daher lassen sich 2 Gruppen von Patienten mit obstruktiver Emphysembronchitis unterscheiden (*Mitchell u. Mitarb.*, 1970):

1. die *pink-puffers* („emphysematischer Typ“):
   hagere Konstitution, Gewichtsverlust
   sehr starke Dyspnoe, Ruhedyspnoe
   geringe Zyanose, keine Polyglobulie
   keine oder geringe $CO_2\uparrow$
   geringer Husten
   geringer Auswurf

2. die *blue-bloaters* („bronchitischer Typ“):
   adipöse Konstitution
   geringe Dyspnoe
   starke Zyanose und Polyglobulie
   starke $CO_2\uparrow$ (intrakranieller Druck$\uparrow$)
   vermehrter Husten
   vermehrter Auswurf.

Patienten mit latenter oder manifester bzw. inter-kurrenter oder konstanter Bronchialobstruktion weisen einen zirkadianen Rhythmus der Anfälligkeit gegenüber bronchial-obstruktiven Reizen auf (*Millas, Ulmer*, 1971): daher treten obstruktive Atemnot bzw. spastische (asthmatische) Beschwerden bevorzugt in den frühen Morgenstunden auf (2—4 Uhr), in denen erfahrungsgemäß auch die Anfälligkeit gegenüber Infekten am größten ist. Aber auch hohe Luftfeuchtigkeit, durchdringende Gerüche, Staubexposition, Kaltluft, Körperarbeit u. a. können bei solchen bronchial-anfälligen Personen einen asthmatischen Anfall, zumindest eine erhebliche Verschlimmerung der Atemnot, auslösen. Als klinischer Provokationstest eignet sich hier der Azetylcholin-Test, womit ggf. „potentielle Bronchitiker“ frühzeitiger erkannt werden können.

Symptomatologie

Die Symptomatologie der klinisch-manifesten chronischen Bronchitis wird verständlicherweise vom Schweregrad, von der Akuität eines Rezidivs, von der vorherrschenden Verlaufsform und von den komplikativen Folgezuständen geprägt. Hierauf beruht auch der oftmals schnelle Wechsel der Symptome:

1. *Husten*

in Form von Räuspern, Reizhusten (trocken, feucht), Hustenanfällen und Hustensynkopen mit Zyanose und zerebraler Mangeldurchblutung (oftmals bereits durch geringe körperliche Belastung oder vertieftes Atmen, z. B. bei der Auskultation).

2. *Auswurf*

Das Aussehen kann wäßrig, schleimig, schaumig, eitrig oder blutig-tingiert sein. Die Menge ist gering- bis stark-voluminös. Der Viskositätsgrad reicht von flüssig bis hoch-viskös. Die Expektoration erfolgt vorwiegend morgens.

3. *Atemnot*

Zeitpunkt, Intensität und Dauer sind abhängig von exogenen Noxen, körperlicher Belastung, von endogenen Faktoren und von der jeweiligen Bronchialobstruktion. Hierdurch erklären sich die unter solchen Gegebenheiten mitunter plötzlich auftretenden schweren Atemnot- bzw. Asthma-Anfälle. Die Atemnot tritt vorwiegend als exspiratorische Dyspnoe auf.

4. *Auskultation*

Bei vorwiegend spastischer Komponente stehen trockene Nebengeräusche in Form von Giemen, Brummen, Piepsen oder Pfeifen (rhonchi sonori et sibilantes) im Vordergrund. Bei entzündlich-ödematösen Bronchialwandveränderungen ist das Atemgeräusch verschärft oder unrein. Entsprechend dem vorhandenen Bronchialsekret finden sich feuchte klein-, mittel- oder grob-blasige Rasselgeräusche, die bei bronchopneumonischer Herdbildung klingenden Charakter annehmen können.

Diagnostik

Bei dieser symptomatischen Ausgangssituation kann die Diagnostik der chronischen Bronchitis im Einzelfall bis zur *Detail-Diagnostik* vorangetrieben werden, die auf 4 diagnostischen Säulen beruht:

1. Klinische Befunde

2. Laborchemische Befunde

3. Funktionsdiagnostische Befunde

4. Radiologische Befunde.

Die klinischen Befunde (Tabelle 1) gründen sich auf die Erhebung der Anamnese und der detaillierten Registrierung der geklagten Beschwerden; sodann auf die körperlichen Untersuchungsbefunde, wobei ein Abstand des Schildknorpels vom Manubrium sterni von < 2 Querfinger sowie eine verminderte Atemausdehnungsfähigkeit des Thorax auf ein bereits bestehendes Emphysem hinweisen und eine Seitendifferenz des Thorax mittels Zyrtometrie grobklinisch erfaßt werden kann. Die Sputum-Beurteilung erfolgt hinsichtlich Menge, Aussehen und Viskosität (4 Viskositätsgrade nach *Bucher*, 1965). Ein blutig-tingiertes Sputum bis zur Hämoptoe kann in 10—20% der Fälle von chronischer Bronchitis auftreten. Die Bronchoskopie, auf die vor allem aus differentialdiagnostischen Gründen nicht verzichtet werden darf, zeigt die ödematöse Schleimhautschwellung mit verwaschener Bronchialknorpel-Struktur, Rötung und Gefäßinjektion sowie Sekretbelag der Bronchialwände.

Tabelle 1: *Klinische Untersuchungsmöglichkeiten für die Diagnostik des bronchitischen Syndroms*

---

1. Anamnese:
   a. Beschwerden:
      α) Art
      β) Beginn
      γ) Häufigkeit
   b. Ätiopathogenetische Faktoren:
      α) Familiäre Belastung
      β) Rauch-Gewohnheiten
      γ) Berufliche Exposition
      δ) Allergie
   c. Sonstige Erkrankungen
2. Körperliche Befunde:
   a. Fieber
   b. Inspektion
   c. Physikalische Thoraxbefunde:
      α) Abstand Schildknorpel — Sternum
      β) Atemausdehnungsfähigkeit
      γ) Zyrtometrie
      δ) Perkussion
      ε) Auskultation
3. Sputum:
   a. Menge
   b. Aussehen
   c. Viskosität
4. Bronchoskopie

Laborchemische Befunde (Tabelle 2). Hier interessieren das Vorhandensein unspezifischer Entzündungszeichen (Blutsenkungsgeschwindigkeit, Blutbild, Elektrophorese, Serum-Eisen, C-reaktives Protein u. a.), der eventuelle Ausfall immunologischer bzw. serologischer Reaktionen vor allem ein α_1-Antitrypsin-Mangel. Die Zentrifugation des Sputums ergibt 3 Fraktionen: eine wäßrige Fraktion I (60—65%), eine schleimig-gelatinöse Fraktion II (30—35%) und eine korpuskuläre Fraktion III (Sediment: 1—6%). Bei laborchemischer Sputumuntersuchung finden sich u. a.:

Mukopolysaccharide ↑
(= Viskosität ↑)
DNS-Fasern ↑
Lysozyme ↓
(= Mukopolysaccharid-Abbau ↓)
Lactoferrin ↓
α_1-Antitrypsin ↓
(= Proteasen-Aktivität ↑)
IgA ↓
LDH ↑
Leukozyten-Proteasen ↑
(= Bronchialwandläsion ↑)

Tabelle 2: *Laborchemische Untersuchungsmöglichkeiten für die Diagnostik des bronchitischen Syndroms*

1. Unspezifische Entzündungszeichen:
   a. BSG
   b. Blutbild
   c. Elektrophorese
   d. Serum-Eisen
   e. C-reaktives Protein u. a.

2. Immunologie/Serologie:
   a. Immunglobuline
   b. α_1-Antitrypsin
   c. Kälteagglutinine
   d. Diverse KBR u. a.

3. Sputum:
   a. Bakterien
   b. Mykosen
   c. Zelluläre Bestandteile
   d. Fasern
   e. Chemische Untersuchung

Bei Exazerbation der chronischen Bronchitis mit eitrigem Sputum sind die Immunglobuline A und M im Verhältnis zum Blutserum erhöht. Daneben sind die Ergebnisse der bakteriologischen, mykologischen und mikroskopischen Untersuchung des Sputums im Einzelfall von großer Bedeutung.

Tabelle 3: *Funktionsanalytische Untersuchungsmöglich-keiten für die Diagnostik des bronchitischen Syndroms*

1. Pneumometrie:
   PW
   VK-Zeit

2. Spirographie:
   AV +IRV + ERV = VK
   VK + RV = TK
   AMV
   AGW, AR
   AZQ
   AST, „check valve"
   Helium-Mischzeit

3. Plethysmographie:
   IGV
   Resistance
   Compliance

4. Pneumomechanographie:
   Pneumotachogramm
   Atemvolumen-Kurve

5. Atemluft-Analyse:
   URAS
   Kataferometer
   Massenspektrographie

6. Blutgas-Analyse:
   pH, P_aCO_2, Standardbikarbonat, Basenexzeß
   P_aO_2, P_aCO_2
   S_aO_2 $\Big\}$ peripher, Katheter

7. Pharmakodynamische Tests:
   Isoprenalin-Test
   Acetylcholin-Test

8. Ergometrie

9. EKG

Die detaillierte Funktionsdiagnostik stellt ein weites und apparativ-aufwendiges Gebiet dar (Tabelle 3). Hierdurch werden Störungen der Ventilation, insbesondere die obstruktive Ventilationsstörung,

der Lungenvolumina und Lungenkapazitäten, des
Gasaustausches (Diffusionsstörung, Perfusionsstörung) und der Atemmechanik sowie der Hämody-
namik erfaßt. Für die funktionelle Beurteilung des
bronchitischen Syndroms haben sich diese modernen Methoden der Lungenfunktionsdiagnostik als
unerläßlich erwiesen. Aus der Fülle der mittels dieser verschiedenen Techniken erzielten Ergebnisse
konnten nicht nur unsere pathophysiologischen
Kenntnisse wesentlich erweitert werden, sondern
es wird dem Kliniker auch eine Höchstmaß an Sicherheit in der Detail-Diagnostik, in der Therapie-
Beurteilung und in der Belastbarkeits-Aussage gegeben.

Tabelle 4: *Radiologische Untersuchungsmöglichkeiten
für die Diagnostik des bronchitischen Syndroms*

---

1. Thoraxaufnahme:
   a. Zwerchfelle
   b. Pleura
   c. Lungenparenchym
   d. ICR

2. Bronchographie
   a. Deformierungen
   b. Kaliberschwankungen
   c. Mikro-Divertikulosis

3. Szintigraphie

Die *radiologische Technik* ist die 4. der Diagnostik-
Säulen (Tabelle 4). Die Diagnose „Bronchitis" kann
keine radiologische Feststellung, sondern stets eine
klinische Diagnose sein. Das Röntgen-Bild des Thorax ist hinsichtlich einer Bronchitis wenig aussage-
fähig, nur in Einzelfällen kann eine „verstärkte
Zeichnung" auf eine peribronchitische Entzündung
bzw. bronchopneumonische Herdbildungen hinweisen. Lediglich ein zusätzliches Emphysem wird an

den tiefstehenden, abgeflachten und weniger atem-
verschieblichen Zwerchfellen (ggf. Hustenkymo-
gramm des Zwerchfells in Rechts-Seitenlage), an
der erhöhten Lungenfeldtransparenz mit verminderter Gefäßzeichnung, an den erweiterten Inter-
kostalräumen und den eher horizontalverlaufenden
Rippen erkennbar. Bei der Bronchographie können
Bronchialdeformierungen, Kaliberschwankungen
und Divertikulosis nachweisbar sein.

Folgezustände

1. Husten

Das nahezu obligate Symptom der chronischen
Bronchitis stellt gleichzeitig die wesentliche Ursache für die bronchiale und alveoläre Überdehnung
dar. Da nämlich der intrathorakale Druck erheblich
erhöht werden muß, um die Atemwegwiderstände
zu überwinden, ist die Entstehung von Bronchiektasen und des bronchostenotischen Emphysems
die unausweichliche Folge.
Darüber hinaus führt verstärkter Husten zu einem
Absinken des Herzzeitvolumens, zu Schwindel und
Zyanose, sogar zu zerebralen Insulten mit Bewußt-
losigkeit.
Bei ausgeprägterer Alters-Osteoporose können
Rippen-Serienfrakturen durch heftige Hustenanfäl-
le verursacht werden.
Letztlich wird der Bronchitiker durch den ständigen Husten nicht nur körperlich stark überan-
strengt und in seiner Nachtruhe gestört, sondern er
stellt auch als chronischer Huster für seine Umwelt
einen erheblichen Störfaktor dar.

2. Schwitzen

Sehr häufig wird von chronischen Bronchitikern

über starke Schweißneigung — vor allem nachts und bereits bei geringen Anstrengungen — geklagt. Dies ist, gleich den nächtlichen Hustenanfällen, nicht nur außerordentlich lästig und das Allgemeinbefinden erheblich störend, sondern führt auch zu ständigen Erkältungen mit erneuter Exazerbation der Bronchitis. Die Ursache dieser vermehrten Schweißneigung ist unklar; zwar wird immer wieder eine Beziehung zur Hyperkapnie herzustellen versucht, doch findet sich eine starke Schweißneigung auch bei Bronchitikern mit stets normalen CO_2-Werten. Möglicherweise sind neben einer geringgradigen (vielleicht noch nicht meßbaren?) Hyperkapnie in bestimmten (zerebralen?) Gefäßbereichen zusätzliche vegetative Erregbarkeitssteigerungen, eine veränderte Ansprechbarkeit zerebraler Zentren oder vorzeitige zerebralsklerotische Gefäßveränderungen anzuschuldigen.

3. Bronchopneumonie

Über peribronchitische Entzündungen kommt es immer wieder — vor allem bei abwehrgeschwächten älteren Menschen — zu bronchopneumonischen Herdbildungen. Sie sind i. a. an teilweise hochfieberhaften Temperaturen, vermehrten eitrigen Auswurfmengen, zunehmender Atemnot und am Auskultationsbefund (feuchte, klein- bis mittel-blasige, teilweise klingende RG) erkennbar. Die Gasaustauschstörung kann zur Zyanose und zur zerebralen Dekompensation führen, wobei zunächst das Atemzentrum gefährdet wird. Erst später wird dann das Herz durch Hypoxämie und Hyperkapnie geschädigt. Solche, meistens sich häufig wiederholenden bronchopneumonischen Schübe besiegeln allzu leicht das Schicksal dieser älteren Patienten, vor allem dann, wenn bronchopneumonische Herde zu größeren pneumonischen Infiltrationen zusammenfließen.

4. Bronchiektasen

Das ständige Zusammenwirken von entzündlichen Bronchialwandveränderungen mit hustenbedingter intrathorakaler Drucksteigerung führt zu irreversiblen Bronchialerweiterungen:

Im *Frühstadium* finden sich nebeneinander normale und vereinzelt erweiterte Bronchien, wobei bronchographisch die azinäre Füllungsphase i. a. bereits fehlt.

Im *Intermediärstadium* ist der bronchiektatische Prozeß bereits generalisiert; das dickflüssige und länger retinierte Sekret bedingt Aussparungen in der Kontrastfüllung der unregelmäßig deformierten und erweiterten Bronchialwege bis zur fehlenden Füllung aller subsegmentären und feineren Bronchialäste.

Im *Finalstadium* werden morgens besonders große Sputum-Mengen entleert, wie aber auch während des ganzen Tages die ständige Expektoration von meistens eitrigem (geballt-purulentem) Sputum weitergeht. Zusätzliche Hustenstöße führen dabei immer wieder zu Rückstauungen der Sekretmengen in das bronchiektatische System als Folge rückläufigen Überdrucks. Der gleichzeitig erhöhte Eiweißverlust durch solche große tägliche Sputum-Mengen kann den Organismus erheblich schädigen und den körperlichen Abbau beschleunigen.

Die Diagnose der Bronchiektasie ist in der Regel bereits aus dem typischen klinischen Bild möglich, sollte aber stets mittels Bronchoskopie und partieller Bronchographie — auch hinsichtlich Lokalisation und Ausdehnung — gesichert werden.

5. Emphysem

Das obstruktive bronchostenotische Lungenemphysem ist gekennzeichnet durch die Vermehrung des Residualvolumens bzw. des intrathorakalen Gasvolumens (IGV). Jedes zunächst noch funktionelle (reversible) bronchostenotische Emphysem kann infolge pathologischer Atrophie in das irreversible chronisch-obstruktive Emphysem übergehen. Klinisch imponiert ein weitgestellter Thorax (dorsoventral, frontal, longitudinal) mit entsprechenden physikalischen Symptomen und radiologischen Befunden. Funktionsanalytisch findet sich bei diesen Kranken u. a. eine Verschiebung der Atemmittellage zur Inspirationsseite und ein typischer Knick in der exspiratorischen Phase beim Atemgrenzwert (AGW). Darüber hinaus kommt es zur Heterogenität der alveolären Belüftung mit zunehmenden Perfusions- und Diffusionsstörungen. Im EKG besteht oftmals eine periphere Niedervoltage (QRS I, II, III < 0,5 mV).

6. Pulmonale Hypertonie

Eine pulmonale Hypertonie liegt dann vor, wenn der Mitteldruck in der A. pulmonalis > 20 mm Hg in Ruhe und > 30 mm Hg bei gesteigerter Lungendurchblutung beträgt:

    I. Grad: 20—30 mm Hg (leicht)

    II. Grad: 30—50 mm Hg (mittel)

    III. Grad: >55 mm Hg (schwer)

7. Chronisches Cor pulmonale

Das Herz beantwortet die stete Drucksteigerung im Lungenkreislauf und die starken atemsynchronen Füllungsschwankungen des rechten Vorhofs als Folge einer chronischen Bronchitis bzw. eines bronchostenotischen Emphysems mit Gewichtszunahme des Herzens, mit Verlängerung der rechten Kammer und mit Drehung der Herzlängsachse nach links. Der Entwicklungsgang einer solchen *Rechtshypertrophie* läßt sich an den Veränderungen des QRS-Komplexes in den präkordialen Ableitungen verfolgen:

I. Grad: in S erscheint eine 2. R-Zacke

II. Grad: R'-Zacke wird größer als vorangehende R-Zacke

III. Grad: R-Zacke prägt den QRS-Typ

IV. Grad: große R-Zacken bis zu mittleren Ableitungsreihen

Dabei kann ein *latentes chronisches Cor pulmonale* im EKG noch nicht erkannt werden. Dennoch ist es bei der chronischen Bronchitis weitaus häufiger vorhanden als allgemein festgestellt oder bedacht wird. Neben charakteristischen subjektiven Beschwerden und objektiven Befunden finden sich folgende typische Veränderungen im EKG:

Kriterien I. Ordnung: tiefes S in V_5, V_6 ($> 0,7$ mV)
RS-Quotient in V_5 oder $V_6 > 2$

Kriterien II. Ordnung: Steil- oder Rechtstyp
P dextrocardiale (II, III, aVF)
hohes R in aVR
R/S-Quotient in $V_1 > 1$
Herzachsendrehung $> +90°$
Summe SV_5 oder SV_6 und $RV_1 > 1,05$ mV
Übergangszone nach links verschoben
($V_4 — V_6$)
Rechtsschenkelblock
R' und r' in V_1, V_2
negatives T rechts-präkordial.

Wenn mehr als 3 Kriterien I. oder II. Ordnung nachweisbar sind, kann ein chronisches Cor pulmonale als sehr wahrscheinlich gelten.

Jeder akute Schub der chronischen Bronchitis kann das an sich über lange Zeit kompensierte chronische Cor pulmonale zur Dekompensation bringen, die nur außerordentlich schwer wieder in die Phase der Rekompensation gebracht werden kann.

Im weiteren Verlauf der Rechtsherzinsuffizienz wird auch der linke Ventrikel infolge Hypoxämie derart geschädigt, daß eine Linksinsuffizienz resultiert; hierdurch können lungenödemähnliche Zustände auftreten.

Somit beginnt die Erkrankung als chronische Bronchitis am bronchialen System und endet am Herzen.

8. Respiratorische Insuffizienz

Über eine Partial-Insuffizienz mit isolierter Hypoxämie kommt es schließlich zu einer globalen respiratorischen Insuffizienz mit Hypoxämie und Hyperkapnie. Sie kann sich als Belastungs-Insuffizienz äußern, aber auch bereits als Ruhe-Insuffizienz nachweisbar sein.

Die Ursache der respiratorischen Insuffizienz bei chronischer Bronchitis sind:

1. alveoläre Hypoventilation,
wobei entweder die Gesamtventilation oder der Ventilations-Effekt vermindert sind, und zwar pulmonal- oder extrapulmonal-bedingt,

2. Verteilungsstörung,
wobei infolge obstruktiver Bronchialveränderungen alveoläre Ventilation und kapilläre Perfusion in eklatantem Mißverhältnis stehen,

3. Diffusionsstörung,
wobei die Hypoxämie zunächst zu einer kompensatorischen Polypnoe mit respiratorischer Alkalose führt,

4. Perfusionsstörung.
Infolge Absinken des pH entsteht eine respiratorische Azidose, die letztlich durch eine metabolische Alkalose überlagert wird, da die renale Gegenre-

gulation eine vermehrte Resorption von Bikarbonat bewirkt.

An klinischen Symptomen stehen Zyanose, Dyspnoe, Störungen des Säuren-Basen-Haushalts, Hypochlorämie, NH_3-Intoxikation, Polyglobulie, Hypersekretion und zerebrale Erscheinungen bis hin zur respiratorischen Enzephalopathie im Vordergrund.

Schrifttum

1. *Bopp, K.* u. *Hertle, F.:* Chronische Bronchitis. Schattauer Verlag, Stuttgart-New York 1968.
2. *Bühlmann, A.:* Chronische Bronchitis. Schweiz. Rundschau Praxis 60 (1971) 387.
3. *Bucher, U.* u. *Hadorn, W.:* Chronische Bronchitis: Bedeutung der Sputumuntersuchung für Diagnose und Therapie. Med. Klin. 55 (1960) 688.
4. *Falk, G. H.* u. *Briscoe, W. H.:* Alpha-1-Antitrypsin deficiency in chronic obstructive pulmonary disease. Ann. intern. Med. 72 (1970) 427.
5. *Fruhmann, G.:* Chronische Bronchitis. Münch. med. Wschr. 110 (1968) 2437—2444.
6. *Green, G. M.:* Cell dysfunction as pathogenetic determinant in chronic bronchopulmonary disease. Arch. environm. Hlth 21 (1970) 481.
7. *Hain, E.:* Soziale Bedeutung und Gestaltungsfaktoren des „bronchitischen Syndroms". Internist 10 (1969) 144.
8. *Hartung, W.:* Pathologische Anatomie und Pathogenese der Bronchitis und des Emphysems. Internist 10 (1969) 121.
9. *Herberg, D.:* Lungenfunktions-Untersuchungen bei der chronischen Bronchitis. Fortbild. Thoraxkrankh. 1 (1962) 90.
10. *Kammler, E.* u. *Ulmer, W. T.:* Untersuchungen zur pulmonalen und cardialen Dyspnoe. Respiration 25 (1968) 421.
11. *Marx, H. H.:* Lungenemphysem und Bronchitis. Thieme Verlag, Stuttgart 1963.
12. *Otto, H.:* Das unspezifische respiratorische Syndrom. Fortschr. med. 87 (1969) 1428.
13. *Rasche, B.* u. *Ulmer, W. T.:* Untersuchungen über die Zusammensetzung des Bronchialschleimes bei chronisch-

obstruktiver Bronchitis. Pneumonologie 144 (1971) 10.

14. *Reichel, G.:* Forderungen für die Funktionsdiagnostik: Minimal-maximal-Programm. Beitr. klin. Tuberk. 133 (1966) 312.

15. *Schmidt, O. P., Günthner, W.* u. *Bottke, H.:* Das bronchitische Syndrom. J. F. Lehmanns Verlag, München 1967.

16. *Ulmer, W. T.:* Klinik der Bronchitis. Fortbild. Thoraxkrankh. 1 (1962) 35.

17. *Ulmer, W. T., Reif, E.* u. *Weller, W.:* Die obstruktiven Atemwegserkrankungen. Thieme Verlag, Stuttgart 1966.

18. *Venrath, H.:* Zur Pathophysiologie der chronischen Bronchitis und des Lungenemphysems. Beitr. klin. Tuberk. 133 (1966) 203.

M. DEBELIĆ

Klinik und Therapie des Asthma bronchiale und der chronisch-asthmoiden Bronchitis

Klinische Begriffsbestimmung, Ätiologie und Vorkommen

Eine einheitliche und allgemein-verbindliche Definition des Asthma bronchiale und der asthmoiden Bronchitis konnte bisher trotz Bemühungen und mehrerer Versuche internationaler Forscher und Gesellschaften nicht geschaffen werden. Eine klare Einteilung und die symptomatische Unterteilung des Asthma bronchiale und der chronisch-asthmoiden Bronchitis ist oft nicht möglich, da diese Formen der chronisch obstruktiven Atemwegsleiden kombiniert gleichzeitig oder hintereinander vorkommen können.

Klinisch versteht man im allgemeinen unter *Asthma bronchiale* eine *anfallsartig auftretende Atemnot* mit dazwischenliegenden beschwerdefreien Intervallen; bei der *asthmoiden Bronchitis* ist die *Atemnot anhaltend,* Anfälle und beschwerdefreie Intervalle seltener (11, 37). Zahlreiche Übergangsformen sind dabei möglich, wobei als Extreme ein Dauerasthma ohne Anfälle und eine anfallsartige asthmoide Bronchitis, ein Infekt- oder intrinsic Asthma anzusehen sind.

Sowohl das Asthma bronchiale als auch die asthmoide Bronchitis sind durch eine *asthmatische Dyspnoe,* die eine funktionelle, mehr oder weniger reversible obstruktive Ventilationsstörung beinhaltet, charakterisiert. Morphologisch entsteht eine Obstruktion der kleinen Bronchien und

Bronchiolen durch Einengung der Lumina, wobei im wesentlichen *3 Faktoren* von Bedeutung sind (27, 30) (Abb. 1):

1. Bronchospasmus,

2. Ödem der Bronchialschleimhaut,

3. Hyper- und Dyskrinie mit Sekretstauung.

Die drei Faktoren spielen bei der Obstruktionsauslösung unterschiedliche Rollen, wobei einmal das Schleimhautödem, ein anderes Mal der muskuläre Bronchospasmus oder die Mukostase im Vordergrund stehen.

Bei dem bronchial-obstruktiven Symptomenkomplex, insbesondere wenn er mit anfallsartiger Atemnot einhergeht, muß immer an die Möglichkeit einer *exogenen Allergie* als Haupt- oder Teilursache der Beschwerden gedacht werden. Bei dem anfallsartigen Asthma bronchiale kommt die exogene Allergie als häufigste Ursache in 50—80% (6) vor, bei der asthmoiden Bronchitis in einem kleineren Prozentsatz von 15—20% (10).

Neben der *exogen-allergischen Pathogenese* sind bei dem anfallsartigen asthmatischen Syndrom noch die *endogenen Ursachen* zu nennen. Diese Asthmaformen weisen meistens einen Beginn nach viralen oder bakteriellen Infekten auf, in der Folgezeit entwickelt sich jedoch ein Anfallsasthma, das nicht mehr ausschließlich von Bronchialinfekten ausgeht. Schwere Anfälle treten dabei auch unabhängig von einem erkennbaren Infekt auf; in Blut und Sputum findet man dann häufig eine hochgradige Eosinophilie (33). Der im deutschsprachigen Schrifttum angewandte Begriff *Infektasthma* ist daher nur bedingt gebräuchlich und besser durch die angelsächsische Bezeichnung *intrinsic Asthma* zu ersetzen. Dabei wird nämlich

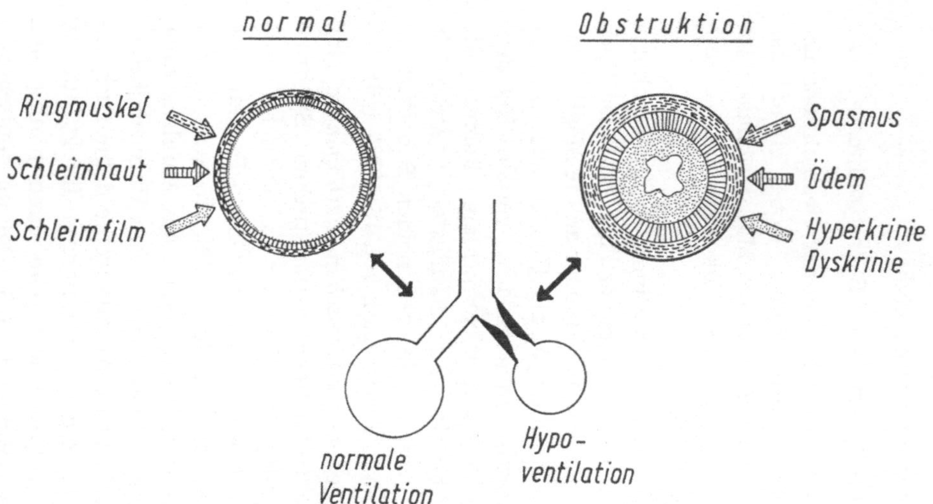

Abb. 1: Schematische Darstellung eines Bronchial- bzw. Bronchiolenlumens bei normalen Verhältnissen und bei Bronchialobstruktion mit den 3 einengenden Faktoren: Bronchospasmus, Schleimhautschwellung (Ödem) und Sekretstauung (Mukostase) bei Hyper- und Dyskrinie der Schleimdrüsen. Gegenüber dem normal belüfteten Lungengebiet entsteht in den durch die obstruierenden Atemwege versorgten Lungenpartien eine alveoläre Hypoventilation.

der Charakter der Erkrankung, die mit noch ungenügend bekannten Immunmechanismen und eventuell auch Autoimmunvorgängen im Zusammenhang steht, zum Ausdruck gebracht.

Die ausschließlich exogen-allergischen Asthmaformen kommen vorwiegend im jugendlichen Alter, die chronisch-asthmoide Bronchitis und das intrinsic Asthma (Infektasthma) überwiegend bei älteren Altersgruppen vor (32). Kombinationsformen sind im mittleren Alter am häufigsten, jedoch auch in der Jugend und im Senium anzutreffen.

Neben den zwei diskutierten Ätiologien des Bronchialasthmas kann auch eine ganze Reihe *weiterer Ursachen und Faktoren* die asthmatische Dyspnoe auslösen. Die oft vorkommenden unspezifisch-irritativen Reizungen, psychogene und neuro-vegetative Einflüsse, bronchiale Reflexe u. a. sind meistens nur als sekundäre Faktoren anzusehen, die die Bronchialobstruktion auslösen und begünstigen können und nur selten die primäre und alleinige Ursache des Asthmas darstellen. Differentialdiagnostisch kann gegenüber dem Bronchialasthma auch Atemnot infolge einer Bronchialverlegung mit Fremdkörpern, infolge akuten Herzversagens, durch Koronarerkrankung o. a. in Frage kommen.

Funktionelle Pathogenese des exogen-allergischen Bronchialasthmas

Der Pathomechanismus des exogen-allergischen Bronchialasthmas beruht auf immunologischen Vorgängen, die in ihrem biochemischen Wesen in den letzten Jahren weitgehend aufgeklärt werden konnten. Es handelt sich dabei um den immunologischen *Mechanismus vom Typ I* (9), der auch als *anaphylaktische, atopische* oder *Sofortreaktion vom Reagin-Typ* bezeichnet wird. Die anaphylaktische

Immunreaktion kann nur bei einer schon vorhandenen Sensibilisierung zustande kommen, d. h. im Organismus müssen infolge einer früheren Antigeneinwirkung bereits *spezifische Antikörper* bestehen. Diese spezifischen, gegen ein bestimmtes Antigen gerichteten Antikörper werden *Reagine* oder, wegen ihrer Affinität zur Zelloberfläche, auch zytophile bzw. zytotrope Antikörper genannt. Sie gehören der neubeschriebenen *Immunglobulinklasse E* an (3, 15) und haften vor allem an den Mastzellen des Gewebes und den Blutbasophilen. Bei einer erneuten Antigen-Invasion kommt es bei genügender Menge von spezifischen IgE-Antikörpern zu einer Antigen-Antikörper-Reaktion, die sich direkt an der Mastzellenoberfläche abspielt und eine Freisetzung von Histamin und anderen H-Substanzen (Serotonin, SRS-A* und Bradykinin) bewirkt (13, 14) (Abb. 2). Die bei der anaphylaktischen Sofortreaktion freigewordenen Mediatorstoffe führen zur Kontraktion der glatten Bronchialmuskulatur, zu einer Vasodilatation der Gefäße und zur Steigerung der Kapillarpermeabilität, wodurch dann das Schleimhautödem sowie die vermehrte Exsudation und Schleimbildung mit konsekutiver Atemwegsobstruktion entstehen.

Das Immunglobulin E ist als Träger der Antikörpereigenschaften (Reagine) von großer Bedeutung bei den atopischen Krankheiten und verdient besondere Aufmerksamkeit. In Seren von Allergikern (Atopikern) ist IgE vermehrt, bei Neurodermitis constitutionalis stark (17, 39), beim Bronchialasthma mittelstark erhöht (4, 16, 28). Auch unsere Untersuchungen von IgE-Serumspiegeln bei chronisch-obstruktiven Atemwegsleiden (34) sprechen in diesem Sinne. Aus der letzten Auswertung

---

* SRS-A = Slow reacting substance.

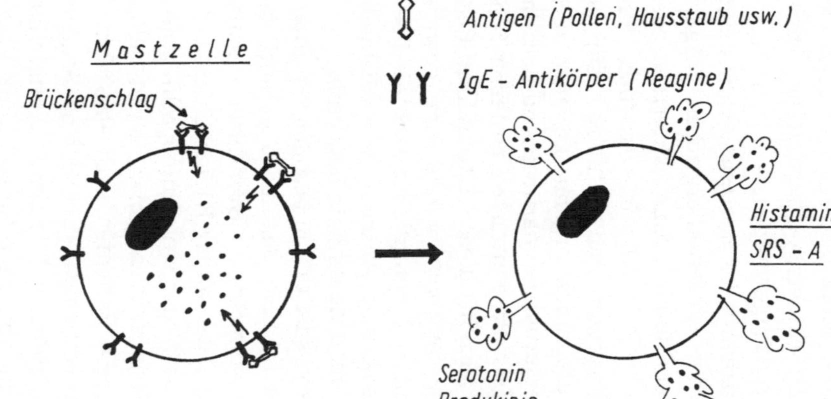

Abb. 2: Mechanismus der anaphylaktischen Reaktion (Reaktion vom Soforttyp), die durch Reagine (Immunglobulin-E) vermittelt wird. Die Antigen-Antikörper-Reaktion spielt sich direkt an der Oberfläche der Mastzellen ab und bewirkt eine Degranulation mit Freisetzung von Mediatorstoffen aus der Zelle.

der IgE-Serumwerte bei unseren Kranken geht eindeutig hervor, daß erhöhte IgE-Werte für eine allergische Pathogenese des Asthmas sprechen (Abb. 3); niedrige Werte schließen sie allerdings nicht aus (7). Mit der IgE-Entdeckung und der Möglichkeit seiner Bestimmung haben wir eine wertvolle diagnostische Methode zur ätiologischen Differenzierung der chronisch-obstruktiven Atemwegserkrankungen dazugewonnen.

Die Pathomechanismen beim *intrinsic Asthma* sind im Gegensatz zu den exogen-allergischen Vorgängen noch weitgehend unklar. Eine bakterielle oder virale „endogene" Allergie ist fraglich, die immunologische Reaktion vom zellulären Typ (9) nicht bewiesen. Autoimmunvorgänge kommen auch in Frage, die Untersuchungen darüber sind noch im Gange. Nach neueren Erkenntnissen bestehen Hinweise darauf, daß auch bei dieser Asthmaform Reagine vom IgE-Typ vorkommen und eine gewisse Rolle spielen könnten. Jedenfalls ist auch die Freisetzung von vasoaktiven Aminen, wie Histamin und SRS-A, beim intrinsic Asthma bewiesen.

Für Klinik und Praxis ist es von besonderem Interesse, daß bei dem intrinsic Asthma oder auch bei einer chronisch-asthmoiden Bronchitis häufig Nasennebenhöhlen-, vor allem Kieferhöhlenaffektionen, Polyposis nasi oder eine Rhinopathia vasomotorica non allergica vorkommen. Nicht selten findet man bei diesen Patienten auch eine Unverträglichkeit von Medikamenten, meistens Analgetika, seltener Penicillin und anderen Antibiotika. Mit der Anwendung von Azetylsalizylsäure, Phenacetin, Pyrazolon- und Phenylbutazon-Verbindungen soll man daher bei diesen Kranken besonders zurückhaltend sein. Schwere Asthmaanfälle oder eine deutliche Zunahme der asthmatischen Beschwerden haben wir nach oraler und parenteraler

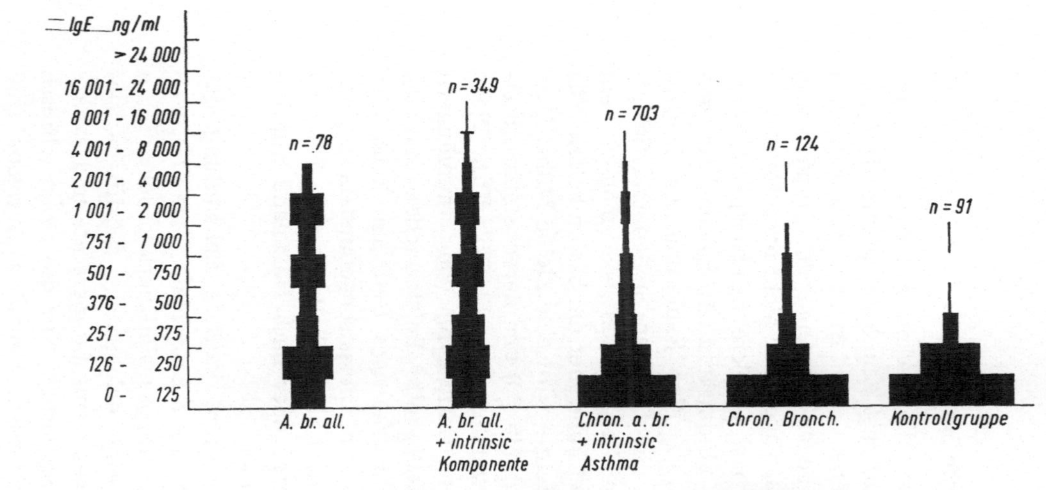

Abb. 3: Immunglobulin-E-Serumspiegelbestimmungen bei Patienten mit chronisch-obstruktiven Atemwegserkrankungen (Asthma bronchiale allergicum, Asthma bronchiale allergicum mit zusätzlicher intrinsic Komponente, chronisch-asthmoide Bronchitis und intrinsic Asthma), bei chronischer Bronchitis ohne wesentliche Obstruktion und bei gesunden Kontrollpersonen. Die Normgrenze des IgE i.S. liegt bei ca. 250 ng/ml, die Werte darüber sind bei Erwachsenen als erhöht anzusehen. Die Breite der Säule stellt den prozentualen Anteil der Patienten mit den bestimmten IgE-Werten in der jeweiligen Gruppe dar. In den beiden Krankheitsgruppen mit exogener Allergie (Asthma bronchiale allergicum) liegt ein großer Teil der Kranken mit IgE-Serumwerten im Bereich über der Norm. Patienten mit Atemwegskrankheiten ohne aktuelle Umweltallergie und Kontrollpersonen weisen überwiegend niedrige Werte bis 250 ng/ml auf.

Anwendung der Analgetika bei Asthmatikern mit intrinsic Komponente oft gesehen.

Therapie

Kausale spezifische Maßnahmen

Bei einer exogen-allergischen Pathogenese empfiehlt es sich, zunächst eine konsequente *Antigenkarenz* anzustreben. Sie ist bei monovalenten Allergien, z. B. gegen Katzen- oder Hundehaare, gegen ein Berufsantigen wie Mehl oder Holzstaub, leicht durchführbar. Größere Schwierigkeiten ergeben sich bei ubiquitären Antigenen wie den Schimmelpilzsporen. Eine Sanierung des Hauses mit Beseitigung von feuchten Stellen und Schimmelpilzbildungen ist nur teilweise möglich, ein Wohnungswechsel kann hier am besten helfen. Für die Hausstauballergie wird eine kleine Milbe, Dermatophagoides pt. (35, 36) und deren Stoffwechselprodukte verantwortlich gemacht. Gründliche Wohnungsreinigungen, Entfernung von Staubfängern (Teppiche, Tierfelle, alte Polstermöbel, staubige Matratzen und federhaltiges Bettzeug) kann hier sehr von Nutzen sein. Die saisongebundene Pollenexposition ist schwer auszuschalten, da ein Flüchten in das Hochgebirge oder nach Helgoland nur beschränkt möglich ist.

Daher ist als weitere kausale Behandlung der exogenen Allergie beim Bronchialasthma die *spezifische De- bzw. Hyposensibilisierungsbehandlung* durchzuführen. Eine erfolgreiche spezifische Desensibilisierung setzt eine *fachgerechte* und *exakte Allergiediagnostik* voraus. Nur die *sicher klinisch aktuellen* (beschwerdeauslösenden) Antigene sind in die Desensibilisierungslösung einzubeziehen. Die Injektionen müssen entsprechend dem Schema über genügend lange Zeit verabreicht werden, um einen entsprechenden Erfolg zu erzielen. Die früher ausschließlich angewandten wäßrigen Desensibilisierungsextrakte hatten nicht selten stärkere Lokalreaktionen oder auch gefährliche Allgemeinreaktionen zur Folge, weshalb die niedergelassenen Ärzte diese Behandlungsmethode gelegentlich ablehnen. Inzwischen wendet man vorwiegend *Halbdepot-Extrakte* an, bei denen die Allergene an Aluminiumhydroxid adsorbiert sind und eine langsame Abgabe in den Organismus gewährleistet wird. Die unerwünschten Nebenreaktionen sind dabei auf ein Minimum reduziert und in der Intensität wesentlich abgeschwächt.

Unspezifische Behandlungsmaßnahmen

Bei der chronisch-asthmoiden Bronchitis und dem intrinsic Asthma sind gelegentlich *unspezifische Maßnahmen* und eine *Umstimmungstherapie* angezeigt, da Ursachen und Pathomechanismus nicht eindeutig bekannt sind. Damit ist allerdings erst dann zu beginnen, wenn die bewährten symptomatischen Maßnahmen keine ausreichende und anhaltende Besserung erbracht haben. Eine Impfbehandlung mit kommerziellen bakteriellen Extrakten aus Katarrh-Erregern oder mit Autovakzinen haben in manchen Fällen, allerdings nur bei konsequenter und genügend langer Behandlung, gute Erfolge gezeigt. Weniger aussichtsreich sind Eigenblutinjektionen, Fiebertherapie, Bienengiftanwendung, Einspritzungen von Terpentinöl oder anderen Reizsubstanzen.

Die balneologischen Maßnahmen werden am besten im Rahmen einer klinisch geleiteten Kurbehandlung angewendet. Hier können die günstigen klimatischen Faktoren mit Physiotherapie (Atemschulung und atemgymnastische Übungen, Binde-

gewebsmassagen, Bestrahlungen, Elektrolungen-
Beatmung usw.), mit allgemein roborierenden Maß-
nahmen, leichter Sportausübung und dosierten
Terrainkuren kombiniert werden.

Symptomatische Behandlung

Broncholytika sind zur Behandlung eines Bron-
chial- und Bronchiolenspasmus die wichtigsten
symptomatischen Mittel. Die Präparate aus der
Reihe der Sympathikomimetika werden schon seit
Jahrzehnten angewandt und wurden im Laufe der
Zeit immer weiter verbessert. Das früher angewandte *Adrenalin* entwickelte neben dem er-
wünschten Effekt der Erschlaffung der glatten
Bronchialmuskulatur auch noch eine starke unerwünschte Beeinflussung des Herzens, der Gefäße
(vor allem Gehirn-, Haut- und Lungengefäße), der
glatten Muskulatur anderer Organe und der
Augenmuskulatur. Seitdem 1948 (1) im adrenergen
System α- und β-Rezeptoren beschrieben worden
sind, hat man weitere Substanzen mit vorwiegend
β-Rezeptoren-stimulierender Wirkung wie Isoprenalin und Orciprenalin entwickelt. Später (19, 20)
wurden die adrenergischen Rezeptoren durch eine
weitere Unterteilung der β-Gruppe in β_1 und β_2
vervollständigt. Eine Reihe von sympathikomimetischen Aminen mit einer Grundstruktur, enthaltend einen Katechol-Kern (Hydrochinon), wurde
entwickelt. Diese in der chemischen Struktur dem
ursprünglichen Adrenalin und Isoprenalin ähnlichen Substanzen werden heute unter dem Namen
Katecholamine (38) zusammengefaßt. Die neueren
β_2-Rezeptoren-Stimulantien haben den Vorteil, vorwiegend auf die glatte Bronchialmuskulatur einzu-
wirken; die unerwünschten Kardial- und Gefäß-
effekte sind minimal, bzw. bei niedriger Dosierung
überhaupt nicht vorhanden. Von diesen neuen

broncholytisch wirksamen Katecholaminen sollen insbesondere Hydroxyphenylorciprenalin (24, 25), Salbutamol (5, 18), Terbutalin (8, 21), Hexoprenalin (29), Protokylol und Trimethoquinol (31, 40), die inzwischen alle im Handel sind, erwähnt werden (Abb. 4). Diese β_2-Rezeptoren-Stimulantien wirken besonders gut auf dem Inhalationsweg und werden daher gerne als Lösungen für Kompressionsinhaliergeräte wie auch als Dosier-Aerosole gebraucht. Bei parenteraler Applikation (i.v. oder i.m.) ist die Wirkung meistens auch prompt und anhaltend, die Tabletten-Anwendung überzeugt nicht so sehr.

Bei der Anwendung von *Taschen-Dosier-Aerosolen* ist der unbeschränkte Gebrauch von Katecholaminen gefährlich, da es zu einer Tachyphylaxie mit Rebound-Phänomen kommen kann. Eine Überdosierung kann eine Zunahme der Ventilation mit subjektiver Verbesserung der Atemnot herbeiführen, die Perfusion bleibt unbeeinflußt und Hypoxämie wie auch Hyperkapnie halten weiter an (12, 26). Auch eine Bradykardie oder gar Herzstillstand können durch die Wirkungsumkehr ausgelöst werden (23), dies jedoch nur bei extremer Überdosierung und hochgradigem Mißbrauch. Es muß daher vor einer zu häufigen Anwendung der sympathikomimetischen Dosier-Aeorosole gewarnt werden; bei normaler Anwendung zur Lösung der gelegentlich auftretenden reaktiven und flüchtigen Bronchospasmen sind sie von unersetzlichem Wert.

Die *Wirkung von Katecholaminen* beruht jedoch nicht nur auf der Betarezeptoren-Stimulierung. Nach neueren Untersuchungen (2, 22) wird durch Katecholamine auch die Freisetzung der H-Substanzen gehemmt. Dies beruht auf dem Eingreifen der Katecholamine in die Biosynthese und den Abbau von zyklischem Adenosin-Monophosphat

	R_1	R_2	R_3
Adrenalin (Epinephrin)	OH	H	CH_3
Isoprenalin (Aludrin)	OH	H	$HC\big\langle{}^{CH_3}_{CH_3}$
Orciprenalin (Alupent)	H	OH	$HC\big\langle{}^{CH_3}_{CH_3}$
Hydroxyphenylorciprenalin (Berotec)	H	OH	$HC\big\langle{}^{CH_3}_{CH_2}$ OH
Salbutamol (Sultanol, Ventolin)	OH	CH_2OH	$C\big\langle{}^{CH_3}_{CH_3}{}^{CH_3}$
Terbutalin (Bricanyl)	H	OH	$C\big\langle{}^{CH_3}_{CH_3}{}^{CH_3}$
Hexoprenalin (Ipradol)	OH	H	$C_{14}H_{22}NO_3$
Protokylol (Protokyl, Caytine)	OH	H	$C_9H_{11}O_2$
Trimethoquinol (Inolin)		$C_{19}H_{23}O_5N$	

Abb. 4: Ältere und neuere adrenerge Substanzen mit chemisch ähnlicher Struktur, die sich von dem Katecholkern ableitet, weshalb diese Stoffe unter dem Namen Katecholamine zusammengefaßt werden. Ihre bronchialerweiternde Wirkung wird über die Stimulierung der β-Rezeptoren entfaltet. Die in jüngerer Zeit entwickelten Substanzen vom Orciprenalin nach unten haben eine überwiegende Wirkung auf die β-2-Rezeptoren und vermögen die Broncholyse ohne unerwünschte Nebenwirkungen auf Herz und Kreislauf herbeizuführen.

(zAMP), für dessen Klärung der letzte Nobelpreis für Medizin und Physiologie an *E. W. Sutherland* verliehen wurde. Die Katecholamine greifen somit auch in die zellulären Prozesse ein und stimulieren die Bildung von zAMP, das wiederum die immunologischen Prozesse beeinflußt und die Antikörperbildung anregt.

Die Wirkungsmechanismen der Katecholamine sind somit bei der bronchialen Obstruktion vielfältig. Sie wirken symptomatisch und greifen auch in den immunologischen Mechanismus bei der allergischen Pathogenese ein. Das trifft vor allem beim exogenallergischen Bronchialasthma zu, ist aber auch im Zusammenhang mit dem Reagin-Nachweis bei intrinsic Asthma möglicherweise von Bedeutung.

Eine andere Gruppe von Pharmaka entfaltet ihre broncholytische Wirkung ebenfalls über den zellulären zAMP-Mechanismus. Die Methylxanthin-Derivate hemmen durch Blockierung des Ferments Phosphodiesterase den hydrolytischen Abbau von zAMP in AMP. Das intrazellulär angereicherte zAMP verhindert einerseits die Freisetzung von Mediatorsubstanzen (vor allem Histamin und SRS-A) und aktiviert andererseits das Phosphorylasesystem, über das die Muskelrelaxation erfolgt. Dadurch wird eine allmähliche und länger anhaltende Broncholyse möglich. Zu den pharmakodynamisch auf die Bronchien wirksamen Xanthinderivaten zählen die Theophyllin- und die Theobrominabkömmlinge sowie Coffein.

Aus der Reihe der Theophylline sind vor allem die Euphyllin®-Zubereitungen zu empfehlen, da sie neben einer bronchodilatatorischen auch eine koronarerweiternde und atmungsanaleptische Wirkung entfalten. Die Anwendung von Euphyllin® intravenös oder rektal, weniger oral, hat sich in Klinik und Praxis bewährt.

Theobromin-Derivate haben ebenfalls eine bronchialerweiternde Wirkung und entwickeln einen positiv inotropen Effekt. Die nicht immer erwünschte zentralstimulierende Wirkung fehlt weitgehend. Zubereitungen mit dem Hauptwirkstoff Pentifyllin, wie z. B. Brondiletten® retard eignen sich deshalb gut als Basistherapeutikum zur Dauerbehandlung chronischer Bronchialobstruktionen.

Eine weitere unzählige Reihe von symptomatischen Broncholytika — häufig 2 oder mehr Drogen enthaltend — ist auf dem Markt. Hier müssen jeweils der Arzt und der Patient Erfahrungen sammeln und dann zu dem bewährten Mittel greifen. Bei Mischpräparaten soll jedoch zur Vorsicht gerufen werden, da diese zum Teil auch Analgetika enthalten, die gelegentlich schlecht vertragen werden und das Asthma potenzieren können.

Sekretolyse und Expektorationsförderung sollen in der Therapie des Asthmas und der asthmoiden Bronchitis nicht fehlen. Die Zahl der angebotenen Medikamente ist sehr groß. Die Auswahl muß wiederum dem behandelnden Arzt und seinen Erfahrungen überlassen werden. In unserer Klinik werden gerne die altbewährten Mittel, wie die 10%ige Lösung von Kalium jodatum, das Ammoniumchlorid und die Guajakol-Präparate angewandt. Auch die neueren Mukolytika mit direkter Wirkung auf das Schleimfasernsystem, wie Azetylzysteinpräparate, werden gebraucht. Die oralen und parenteralen Gaben von Sekretolytika sollen auf die Inhalationsanwendungen, die guten Erfolg haben, ausgedehnt werden.

Kortikosteroide haben einen äußerst guten Effekt beim Bronchialasthma und bei asthmoider Bronchitis, sowohl bei Fällen mit chronischer Obstruktion als auch im Asthmaanfall und Status asthmaticus. Die vermuteten Wirkungsmechanismen sind vielfältig, eine eindeutige Erklärung der Vorgänge liegt jedoch noch nicht vor. Als Grundsatz bei der Kortikoid-Therapie wird bei uns folgendes beachtet:

1. Beginn der Behandlung in Stoßform mit ausreichender Initialdosis.

2. Zunächst kontinuierliches Reduzieren der Dosis in größeren Stufen, entsprechend dem Zustand und den objektiv faßbaren Beschwerden des Patienten.

3. Später weitere Dosisreduzierung in kleineren und längeren Stufen, ebenfalls jeweils bei regelmäßiger Kontrolle des Kranken.

4. Einstellung auf eine minimale, jedoch noch wirkungsvolle Kortikosteroid-Erhaltungsdosis, die unter der Cushing-Schwelle liegen soll.

5. Grundsätzlich keine schematische Behandlung, sondern individuelle Anpassung der Dosis und des Präparates sowie der Applikationsart (oral, parenteral, inhalativ) an den jeweiligen Krankheitsfall, das Alter, die Größe und das Gewicht des Patienten.

Selbstverständlich sind auch *Antibiotika* bei *gesicherter bakterieller Atemwegssuperinfektion* angezeigt. Dabei werden die Breitbandantibiotika bevorzugt und in der Klinik gezielt nach dem Sputum-Antibiogramm und der Resistenzprüfung verabreicht. In der Praxis ist vor Anwendung eines Antibiotikums jedenfalls die Befragung des Patienten, ob er früher die Medikamente bekommen und vertragen habe, erforderlich. Vor allem nach Anwendung von Penicillin und synthetischen Penicillin-Abkömmlingen (Ampicillin, Propicillin, Oxacilline u. a.) kann es zu starken allergischen Reaktionen kommen.

Ein neues Medikament in der Behandlung des

Bronchialasthmas stellt *Dinatriumchromoglykat* (DNCG) dar. Es handelt sich um ein Keldrin-Derivat, das vorzugsweise beim allergischen Asthma bronchiale *prophylaktisch* wirksam ist. Nach der derzeitigen Vorstellung behindert oder verzögert DNCG die Ausschüttung von H-Substanzen aus den Mastzellen, greift somit in die immunologische Antigen-Antikörper-Reaktion an der Zelle ein. Die Wirkung beschränkt sich jedoch auf eine Vorbeugung dieser Freisetzung von vasoaktiven Aminen, die Anwendung muß daher regelmäßig mit Inhalation von 4 Kapseln der Substanz pro Tag erfolgen. Im schon auftretenden Asthmaanfall oder Status asthmaticus ist damit keine Wirkung zu erzielen.

Eine weitere Reihe von Medikamenten wird in der Asthmatherapie angewandt. Die Wirkung der *Antihistaminika* beispielsweise ist auch beim exogen-allergischen Bronchialasthma minimal, bei der asthmoiden Bronchitis und beim Infektasthma überhaupt nicht vorhanden. Sie können sogar zur Verschlechterung des Zustandes führen. Insbesondere soll man mit i.v. Applikation von Antihistaminika im Status asthmaticus zurückhaltend sein, da sie über Histamin-Freisetzung eine Zunahme der Obstruktion auslösen können. *Kalzium-Präparate* haben fast ausschließlich bei der i.v. Verabreichung manchmal einen erstaunlichen Effekt, der Wirkungsweg ist dabei nicht ganz klar. Sie sind dann angezeigt, wenn neben dem Asthma auch ein Hyperventilationssyndrom mit tetanischen Erscheinungen vorliegt. Eine *sedierende Behandlung* ist zusätzlich bei vielen Asthmatikern notwendig, die Wahl des Präparates und die Applikationsform hängt jeweils von dem Kranken ab, und soll am besten dem Arzt, der seinen Patienten kennt, überlassen werden.

Schrifttum

1. *Ahlquist, P. R.:* Amer. J. Physiol. 153 (1948) 586.
2. *Assem, E. S. K.* u. *Schild, H. O.:* Nature 224 (1969) 1028.
3. *Bennich, H., Ishizaka, K., Johansson, S. G. O., Rowe, D. S., Stanworth, D. R.* u. *Terry, W. D.:* Bull. Wld. Hlth. Org. 38 (1968) 151.
4. *Berg, T.* u. *Johansson, S. G. O.:* Int. Arch. Allergy 36 (1969) 219.
5. *Choo-Kang, Y. F. J., Simpson, W. T.* u. *Grant, I. W. B.:* Brit. Med. J. (1969/II) 287.
6. *Debelic, M.:* Med. Welt 22 (1971) 1516.
7. *Debelic, M., Virchow, Chr., Moeller, E.* u. *Lipinski, Chr.:* Schweiz. med. Wschr. 102 (1972) 1442.
8. *Formgren, H.:* Scand. J. resp. Dis. 51 (1970) 195.
9. *Gell, P. G. H.* u. *Coombs, R. R. A.:* Clinical aspects of immunology. Blackwell, Oxford 1967.
10. *Gronemeyer, W.:* Diskussionsbeitrag. In: Chronische Bronchitis, hrsg. von *K. Ph. Bopp* und *F. H. Hertle,* Schattauer, Stuttgart - New York 1968.
11. *Gronemeyer, W.* u. *Fuchs, E.:* Krankheiten durch inhalative Allergen-Invasion. In: Lehrbuch der klinischen Allergie, hrsg. von *K. Hansen* und *M. Werner.* Thieme, Stuttgart 1967.
12. *Ingram, R. H.* jr., *Krumpe, P. E., Duffell, G. M.* u. Maniscalco, B.: Amer. Rev. Resp. Dis. 101 (1970) 364.
13. *Ishizaka, K.* u. *Ishizaka, T.:* Clin. Allergy 1 (1971) 9.
14. *Ishizaka, K.* u. *Ishizaka, T.:* Clin. exp. Immunol. 6 (1970) 25.
15. *Ishizaka, K., Ishizaka, T.* u. *Hornbrook, M. M.:* J. Immunol. 97 (1966) 840.
16. *Johansson, S. G. O.:* Lancet (1967/II) 951.
17. *Juhlin, L., Johansson, S. G. O., Bennich, H., Hoegman, C.* u. *Thyresson, N.:* Arch. Derm. 100 (1969) 12.
18. *Kamburoff, P. L.* u. *Prime, F. J.:* Brit. J. Dis. Chest. 64 (1970) 46.
19. *Lands, A. M.* u. *Brown, T. G.:* Proc. Soc. exp. Biol. Med. 116 (1964) 331.
20. *Lands, A. M., Arnold, A., McAuliff, J. P., Luduena, F. P.* u. *Brown, T. G.:* Nature 214 (1967) 597.
21. *Legge, J. S., Gaddie, J.* u. *Palmer, K. N. V.:* Brit. Med. J. (1971/II) 637.
22. *Lichtenstein, L. M.* u. *Margolis, S.:* Science 161 (1968) 902.

23. *McAllen, M. K.:* J. roy. Coll. Gen. Practit. 17 (1969) 212.

24. *Minette, A.:* Respiration 27 (1970) 276.

25. *O'Donnell, S. R.:* Europ. J. Pharmac. 12 (1970) 35.

26. *Palmer, K. N. V., Legge, U. S., Hamilton, W. F. D.* u. *Diament, M. L.:* Lancet (1969) 1092.

27. *Regli, J.:* Bibl. tuberc. med. thorac. 25 (1969) 1.

28. *Rowe, D. S.* u. *Wood, C. B. S.:* Int. Arch. Allergy 39 (1970) 1.

29. *Schindl, R.:* Arzneimittel-Forsch. 20 (1970) 1755.

30. *Schmidt, O. P., Guenthner, W.* u. *Bottke, H.:* Das bronchitische Syndrom. J. F. Lehmann, München 1967.

31. *Umeda,. H.:* Asian. med. J. 13 (1970) 78.

32. *Virchow, Chr.* u. *Debelic, M.:* Ärztl. Fortbild. 17 (1970) 401.

33. *Virchow, Chr.* u. *Debelic, M.:* Sputumdifferenzierung bei chronisch-obstruktiven Atemwegserkrankungen. In: Allergie- und Immunitätsforschung, hrsg. von *E. Letterer* und *W. Gronemeyer.* Schattauer, Stuttgart - New York 1970.

34. *Virchow, Chr., Moeller, E.* u. *Debelic, M.:* Pneumonologie 145 (1971) 428.

35. *Voorhorst, R., Spieksma-Boezeman, M. I. A.* u. *Spieksma, F. Th. M.:* Allergie u. Asthma 10 (1964) 329.

36. *Voorhorst, R., Spieksma, F. Th. M.* u. *Varekamp, H.:* House-dust atopy and the house-dust mite. Stafleu's, Leiden 1969.

37. *Werner, M.:* Dtsch. med. Wschr. 94 (1969) 1802.

38. *Wurtman, R. J.:* New Engl. J. Med. 273 (1965) 637, 693, 746.

39. *Wuethrich, B., Storck, H., Grob, P.* u. *Schwarz-Speck, M.:* Zur Immunpathologie der Neurodermitis. Arch. Derm. Forsch. 244 (1972) 327.

40. *Yamamura, J.* u. *Kishimoto, S.:* Ann. Allergy 26 (1968) 504.

H. SEIDEL

Broncholytika, Sekretolytika, Expektorantien und Antiphlogistika in der Behandlung der chronischen Bronchitis

Zur erfolgreichen Behandlung des bronchitischen Syndroms ist eine gezielte Polypragmasie erforderlich (*R. Schubert* 1964). Neben der überaus wichtigen antibakteriellen Therapie kann und soll auf eine symptomatische Behandlung der Obstruktion im Bronchialbaum nicht verzichtet werden. Die Bronchialobstruktion ist dabei durch folgende Veränderungen im Bronchus bedingt:

1. Hyper- bzw. Dyskrinie,

2. Obturation der Luftwege durch leukozytär eingedicktes, eitriges Sekret,

3. Verdickung der Schleimhaut und der benachbarten lockeren Bindegewebsschichten durch Ödem und zellige Infiltration,

4. polypöse Granulationen in der Bronchialwand (Brochiolitis obliterans),

5. Stauung m submukösen Venenplexus infolge kardialer Insuffizienz,

6. peripherer Bronchiolenkollaps durch Anstieg des intraveolären Drucks,

7. Spasmus der glatten Muskulatur.

Diese Ursachen der Bronchialobstruktion gilt es zu behandeln, und das können wir mit Förderung der Sekretolyse, der Expektoration, der Broncholyse, mit der Entzündungsbehandlung und der Therapie der Herzinsuffizienz.

Beseitigung des Sputums

Die wichtigste Bedeutung kommt hier zweifellos der Beseitigung des bronchusverstopfenden, oft stark eingedickten Sputums zu, wobei wir therapeutisch zwischen sekretomotorisch und sekretolytisch wirkenden Medikamenten unterscheiden müssen, wie das schon *Gordonoff* betont hat. *Sekretomotorisch* wirken alle Analeptika wie Koffein, Lobelin, Guajakol und Kreosot. Sie entfalten ihre Wirkung durch Steigerung der Schleimproduktion. Auch einer Methode der mechanischen Sputumentfernung möchte ich gedenken. Ich meine die *Absaugung mittels eines Nasenkatheters,* die ohne größere Hilfsmittel und auch ohne Röntgen-Apparat im Bett durchgeführt werden kann, wie wir das bei vielen schwerkranken Bronchitikern in der klinischen Pflege immer wieder tun und damit den Patienten außerordentliche Erleichterung verschaffen. Sauerstoffinhalationen haben nämlich gar keinen Wert, wenn der Sauerstoff durch verstopfendes Sputum nicht in die Alveolen gelangen kann.

In extremen Fällen, besonders beim Asthma bronchiale, haben *Bronchuswaschungen* einen guten Erfolg. Man kann hier mit großen Mengen physiologischer Kochsalzlösung die manchmal außerordentlich zähen Würste des eingedickten Sekretes herausspülen und damit dem Patienten eine rasche Linderung verschaffen. Allerdings wird diese Methode der klinischen Therapie vorbehalten bleiben müssen, da sie zunächst den Apparat einer vollständigen Bronchoskopie-Einrichtung benötigt und zum anderen Möglichkeiten zu jedwedem Eingriff im Falle von Komplikationen gegeben sein müssen. Uns hat sich diese Methode in einigen Fällen eines schweren Status asthmaticus oder bei pyozelenähnlichen Befunden sehr gut bewährt.

Zur Gruppe der *sekretolytisch,* d. h. sekretverflüssigend wirkenden Medikamente gehören in erster Linie das Kaliumjodid, ätherische Öle, Saponine und die Gruppe der Emetika. Der sekretolytische Effekt vieler Medikamente ist umstritten. Neben der Viskositätsminderung und der daher leichteren Expektorierbarkeit betont *Gordonoff* auch als wichtigen Effekt der Sekretolyse die nun wieder mögliche Resorption des Sputums.

Sputumzusammensetzung

Wir verdanken hier *Bürgi* entscheidende Kenntnisse oder *Keal* und *Lynne Reid* aus der englischen Schule. Der Auswurf setzt sich zusammen aus Stoffen, die aktiv an oder in der Schleimhaut oder der Submukosa synthetisiert werden, also aus Glykoproteinen, z. B. Mukoproteinen und Mukopolysacchariden, Immunglobulinen, z. B. Ig A (Immunglobulin A), Enzymen, z. B. Lysozym, das in den Plasmasäckchen segmentkerniger Leukozyten oder Alveolar-Makrophagen enthalten ist. Es vermag lebenswichtige Substanzen, vor allem grampositiver Keime zu spalten und ist im Sputum von Bronchitikern vermindert zu finden, so daß eine Substitution zumindest manchmal zweckmäßig erscheint. Wir finden Interferon, ein Polypeptid, das als wichtiger Abwehrstoff der Atemwege gegen Viren gilt oder Lactoferrin; dieses gehört zur Alpha-2-Globulinfraktion und bindet Eisen, das für manchen Erreger lebenswichtig ist. Auch hier begünstigt die beim Bronchitiker anzutreffende herabgesetzte Lactoferrin-Synthese die Infektanfälligkeit. Properdin ist ein Gemisch aus Immunglobulin M und Antikörpern unterschiedlicher Spezifität. Es ist noch nicht ganz aufgeklärt, wie dieser Stoff in eine Infektion des Bronchialbaumes eingreift.
Ein entscheidender Teil des Sputumbestandteils

stammt aus dem Blut und gelangt durch Diffusion
durch Kapillarwandungen in die Bronchialschleimhaut. Es können alle Blutbestandteile im Sputum
angetroffen werden, auch pathologische Plasmabe-
standteile dorthin gelangen und unter pathologischen Bedingungen fehlende Blutbestandteile auch
im Sputum verschwunden sein, wie dies bei dem
Alpha-1-Antitrypsinmangel beispielsweise der Fall
ist. Dieser ist eine der seltenen, genetisch bedingten
Ursachen der chronischen Bronchitis.
Ferner befinden sich im Sputum die Abfallprodukte der physiologischen Zellmauserung und der
pathologischen Destruktion der Mukosa, die bakteriell oder viral bedingt sein kann. Es handelt sich
dabei um intakte oder beschädigte abgeschilferte
Zellen und eine amorphe Masse von nekrotischen
Mukosa- oder Entzündungszellen, von Mikroorga-
nismen und exsudiertem, aus dem Plasma stam-
mendem Eiweiß.
Die Viskosität des sterilen und eitrigen Bronchialsekretes von Kranken mit chronischer Bronchitis
hängt mit Fasersystemen zusammen, wobei es sich
einmal um Fasern von sauren Mukopolysacchariden,
(SMPS), also um Komplexe zwischen Proteinen und
Kohlehydraten handelt und zum anderen um Fasern aus Desoxyribonukleinsäure (DNS). Letztere
sind nur im eitrigen Sputum zu finden und erhöhen
die Viskosität dieser Sputen stark. Sie sollen vorwiegend aus zerfallenen Kernen von Entzündungs-
und Mukosazellen stammen und nur zum geringen
Anteil aus Bakterien. Mit der Sanierung des Infektes durch eine Antibiotika-Behandlung verschwinden die DNS-Fasern aus dem Sekret, so daß
die eingeleitete antibiotische Behandlung auch
einen mukolytischen Effekt durch Eliminierung
der DNS-Fasern aus dem Bronchialsekret hat.
Wenn dies nicht gelingt, kann Zugabe von Des-

oxyribonuklease (Sandoz) hier therapeutisch weiterhelfen. Gelingt aber durch die Bekämpfung des Infektes die Eliminierung der DNS-Fasern als Ursache der erhöhten Sputumviskosität, dann kann therapeutisch durch Verabreichung von Bisolvon beispielsweise oder aber Inhalationen von N-Acetylcystein die Auflösung der sauren Mukopolysaccharid-Fasern erfolgen, was schließlich die Viskosität des Bronchialsekretes weiter senkt.

Varidase, ein Streptokinase-Streptodornase-Präparat, zeigt eine fibrinolytische und antientzündliche Wirkung. Es kommt neben der Verflüssigung von Eiteransammlungen durch dieses Präparat zur Verbesserung der lokalen Blut- und Lymphzirkulation und damit zu einer höheren Konzentration antibakterieller Medikamente am Entzündungsort und körpereigener Abwehrstoffe. In der Praxis bedienen wir uns zur Sekretolyse am liebsten der Bisolvon-Medikation per os und per inhalationem und/oder der Varidase-Unterstützung, ebenfalls per os. Kurzdauernde Temperatursteigerungen sind bei Varidase-Anwendungen bekannt.

Antiphlogistische Behandlung

Die zweitwichtigste Komponente hinter der Sputumbeseitigung aus dem Bronchialbaum ist die antientzündliche Behandlung zur Abschwellung der lumenverengenden geschwollenen Bronchial- und Bronchiolusschleimhaut. Die günstigsten Resultate erzielen wir hier mit den Kortikosteroid-Präparaten, die neben der antiphlogistischen Wirkung eine antiexsudative, antiallergische, antitoxische und antifibröse Wirksamkeit aber keine bronchospasmolytische entfalten. Bei der Auswahl der Kortikosteroid-Präparate wird man wohl denselben Standpunkt einnehmen wie bei der Auswahl der Herzglykoside. Entscheidend ist vor allem die genaue Kenntnis des Präparates, mit dem man arbeitet. Wir dosieren am Anfang bei respiratorischer Insuffizienz des Bronchitikers hoch, entweder oral oder i.v. und gegen dann sobald wie möglich auf die auszutestende Erhaltungsdosis zurück. Auf die Nebenwirkungen der Kortikosteroide möchte ich nur kurz hinweisen. Absolute Kontraindikationen sind eine schon bestehende Osteoporose, ein Ulcus ventriculi oder Psychosen. Relative Kontraindikationen sind der Diabetes mellitus, ein Hyperkortizismus, eine Thrombophlebitis, eine Herzinsuffizienz oder ein ausgeprägter Hochdruck. Bei bestehenden chronischen bakteriellen oder viralen Infekten ist die Abdeckung der Infektionen durch antibiotische oder antituberkulöse Behandlung erforderlich. Die Erhaltungsdosis der Kortikosteroid-Präparate sollte nach Möglichkeit stets unter der Cushing-Dosis liegen. Das läßt sich bei der Behandlung des chronischen bronchitischen Syndroms in den allermeisten Fällen realisieren.

Zeitpunkt zum Einsatz der Kortikosteroide

Es gibt Therapeuten, die Kortikosteroide bei der chronischen Bronchitis zu einem möglichst späten Zeitpunkt einsetzen, wenn alle anderen Maßnahmen zu keiner entscheidenden Besserung mehr zu führen vermögen. *Bürgi* hat vor kurzen aber eine interessante Untersuchung veröffentlicht. Er fand, daß am Beginn der chronischen Bronchitis die zunächst funktionelle und später organische Schädigung der in der Bronchialschleimhaut liegenden Abwehrmechanismen steht. Vor der Tracheal- und Bronchialmotorik, vor der Phagozytose und vor Änderung der antimikrobakteriell wirksamen Enzymsysteme spielt für die Ausbildung einer chronischen Bronchitis das Immunglobulin-A-System eine führende Rolle. *Bürgi* berichtet, daß humorales Immunglobulin A, das submukös in Lymphozyten und Plasmazellen synthetisiert wird, sich zum Transport an die Schleimhautoberfläche mit einem in den Epithelzellen synthetisierten, sogenannten secretory piece aggregiert. Nach der erfolgten Aggregatbildung nennt man dieses entstandene Dimer secretory IgA. Der Nachweis von secretory IgA ist im Bronchialsekret relativ einfach. Beim Gesunden wird durch eine bakterielle Infektion der Gehalt an secretory IgA nicht vermindert gefunden, da sich sowohl die submuköse Synthese von IgA, als auch die epitheliale Synthese von secretory piece an die Belastung gut anpassen können. Bei schon geschädigter Schleimhaut kann durch den Epithelschaden secretory piece nicht mehr in genügender Menge gebildet werden, so daß trotz genügend submuköser Produktion von IgA kein Dimer von secretory IgA mehr entstehen kann. Dadurch wird der Weg für die bakterielle Infektion gebahnt. Die Menge von secretory piece ist nur von der Funktionstüchtigkeit des Epithels abhängig, und damit ist in der Messung des Gehaltes des Bronchialsekretes an secretory IgA ein Maß für die Funktionstüchtigkeit des Epithels gegeben. Mit dieser Methode wies nun *Bürgi* nach, daß Kortikosteroide den funktionellen Verfall des Epithels verlangsamen können, der bei Bronchitikern im Verlauf eines Jahres praktisch linear verläuft. Dies spricht für eine möglichst frühzeitige Aufnahme der Kortikosteroid-Therapie bei chronischen Bronchitikern.

Andere Antiphlogistika oder Antihistaminika haben uns in der Therapie des bronchitischen Syndroms enttäuscht.

Bronchospasmolytische Therapie

Hierzu muß allerdings gesagt werden, daß Sekret-
verstopfung und Schleimhautschwellung bei der
Obstruktion eine viel größere Rolle spielen als der
Bronchospasmus. Zu seiner Behandlung verwenden
wir *ß-Sympathikomimetika,* wie beispielsweise
Aludrin und Alupent oder Priatan. Ein kurzes Wort
in diesem Zusammenhang zum immer möglichen
Alupent-Abusus, da die Patienten die günstige
Wirkung verspüren und bei auftretender Atemnot
oder sogar schon bei Angst vor auftretender Atemnot immer wieder zu oft zum Inhalator greifen und
damit eine Überdosierung möglich ist. Schädigungs-
möglichkeiten sind dosisabhängig. Kann man den
Patienten veranlassen, niedrig dosiert, über den
Tag verteilt, möglichst eine orale Therapie zu
betreiben, dann ist dies die beste und ungefährlich-
ste Art der Bronchospasmolyse. Treibgase spielen
bei der Schädigungsmöglichkeit durch Orciprenalin
ebenfalls eine Rolle. Es ist aber zu sagen, daß
Todesfälle durch Treibgase nur bei schon bestehender schwerer hypoalveolärer Ventilation beobachtet worden sind. Preßluftangetriebene Aerosole
vermeiden diese Schäden.
Einen Fortschritt in dieser Hinsicht scheint auch
das mikronisierte Salbutanol mit dem Firmen-
namen Sultanol, oder im Ausland, Ventolin, darzu-
stellen, das selektiv die Beta-2-Rezeptoren der
glatten Bronchialmuskulatur zur Entspannung
bringt, ohne die Beta-1-Rezeptoren des Herzens
zu Frequenzsteigerung zu stimulieren. Mit diesem
Präparat wird eine Bronchospasmolyse mit Dosen
erzielt, die geringer sind als die, welche einen
Blutdruckanstieg hervorrufen.
Für die Therapie haben sich Methylderivate der
Xanthine bewährt. So leisten Theophyllingaben bei

der Therapie des Bronchospasmus Gutes. Theobrominderivate wie Pentifyllin (Hauptwirkstoff von Brondiletten retard), bei denen die nicht immer erwünschte zentralstimulierende Wirkung nahezu völlig fehlt, zeichnen sich in der Dauertherapie durch eine protrahierte und lang anhaltende Broncholyse aus. Man bezeichnet Medikamente dieser Art deshalb zu Recht als Basistherapeutika, da ihre Anwendung eine günstige Beeinflussung funktioneller Obstruktionen bei gleichzeitiger Einsparung anderer Präparate möglich macht.

Daß die kardiale Therapie mit Herzglykosiden auch einen obturationsmindernden Einfluß durch Verkleinerung des gestauten Venenplexus ausübt, sei nur kurz erwähnt.

Es ist unvermeidlich, daß bei der Behandlung dieses Themas auch scheinbare Banalitäten mitbesprochen werden mußten. Die Wichtigkeit zusätzlicher sekretolytischer, sekretomotorischer, antiphlogistischer, bronchospasmolytischer und kardialer Therapie für die Aufhebung der Bronchialobstruktion sollte gezeigt und auf die patho-physiologischen Grundlagen hingewiesen werden.

R. FERLINZ

Die antibakterielle Therapie der chronischen Bronchitis

Im Ablauf der chronischen Bronchitis kann man drei Stadien unterscheiden: Das erste ist charakterisiert durch produktiven Husten mit mukösem, schleimig weißlichem oder glasigem Sputum ohne Infekt, das zweite durch rezidivierende Infekte, die das Sputum mukopurulent bis purulent werden lassen, das dritte durch die Entwicklung einer obstruktiven Ventilationsstörung. Wenngleich diese Einteilung eine gewisse Vereinfachung des Ablaufes der chronischen Bronchitis impliziert, so entspricht sie doch im großen und ganzen dem tatsächlichen Geschehen und ist für eine Systemisierung praktisch brauchbar. Die rezidivierenden Infekte begünstigen die Entwicklung einer obstruktiven Ventilationsstörung und sind damit ganz wesentlich mit verantwortlich für den Übergang in die chronisch-obstruktive Bronchitis, sie können aber auch akut eine erhebliche Verschlechterung des Allgemeinzustandes bewirken. Bei obstruktiven Bronchitiden können sie zu einer lebensbedrohlichen Verschlechterung der respiratorischen Funktion führen. Auf diesen Fakten basiert die große Bedeutung einer antibakteriellen Therapie der chronischen Bronchitis.

Im Gegensatz zur akuten Tracheobronchitis, der meist primär ein Virusinfekt zugrunde liegt, ist der rezidivierende Sekundärinfekt der chronischen Bronchitis fast immer bakteriell.

Keimdifferenzierung

Als pathogene Keime für den mukopurulenten bis

Tabelle 1: *Die häufigsten Keime im Bronchitissputum*

Pathogene Keime:

1. Haemophilus influenzae
2. Diplococcus pneumoniae

Fraglich pathogene Keime:

3. Koliforme Keime
4. Staphylococcus aureus
5. Streptococcus pyogenes
6. Pseudomonas aeruginosa
7. Klebsiella pneumoniae
8. Proteus

Nicht pathogene Keime:

1. Neisseria catarrhalis
2. Diphtheroide Stäbchen
3. Staphylococcus albus
4. Nicht hämolysierende Streptokokken
5. Streptococcus viridans

---

purulenten Schub werden heute Haemophilus influenzae und Diplococcus pneumoniae allgemein anerkannt (Tabelle 1). Wie weit den in der Tabelle unter der Gruppe „fraglich pathogene Keime" aufgeführten Bakterien eine pathogenetische Rolle zukommt, ist nicht eindeutig entschieden. Wahrscheinlich können sie im Gefolge der beiden Schrittmacher Hämophilus und Pneumokokken selbst auch pathogen werden, von sich aus alleine jedoch nicht. Häufig finden sich in einem Sputum auch verschiedene Keimarten. Tabelle 2 zeigt die Keime, die wir bei 110 Patienten in insgesamt 460 Sputen von chronischen Bronchitikern mit Hilfe der Sputumpräparation nach *Mulder* im Bonner Raum fanden. Bei 59 von 110 Patienten konnten pathogene oder fraglich pathogene Keime nachgewiesen werden. Bei den übrigen waren pathogene Keime nicht nachweisbar. In 75% aller Sputen mit pathogenen Keimen waren H. influenzae, in 39% D. pneu-

Tabelle 2: *Keime in 460 Sputen von 110 Patienten mit chronischer Bronchitis*

Keimart	Anzahl der Patienten	
H. influenzae	16	
H. influenzae + D. pneumoniae	15	
H. influenzae + Klebsiella pneumoniae	1	
H. influenzae + Staphylococcus aureus	1	
H. influenzae + apathogene Keime	11	
	44	
D. pneumoniae	4	
D. pneumoniae + H. influenzae	15	(s. oben)
D. pneumoniae + Klebsiella pneumoniae	1	
D. pneumoniae + apathogene Keime	3	
	23	
Klebsiella pneumoniae	1	
Klebsiella pneumoniae + H. influenzae	1	(s. oben)
Klebsiella pneumoniae + D. pneumoniae	1	(s. oben)
Klebsiella pneumoniae + apathogene Keime	2	
	5	
Staphylococcus aureus	1	
Staphylococcus aureus + H. influenzae	1	(s. oben)
	2	
Streptococcus pyogenes	2	
Pseudomonas aeruginosa	1	
Apathogene Keime	38	

moniae zu finden. In der Mehrzahl der Fälle waren gleichzeitig mehrere Keime vorhanden.

Um einen Keim als ursächlich für den purulenten Schub einer chronischen Bronchitis ansprechen zu können, muß er aus dem Bronchialsekret isoliert sein. Diese Isolierung ist technisch schwierig, personell und zeitlich aufwendig. Das Sputum, das auf normalem Wege expektoriert wird, muß einer langwierigen Präparation zugeführt werden. Am besten hat sich die von *Mulder* angegebene Methode eingeführt, bei der Sputumflocken so lange in steriler Kochsalzlösung gewaschen werden, bis schließlich ein Fibringerinnsel übrigbleibt, von dem man mit großer Wahrscheinlichkeit annehmen kann, daß es aus dem Bronchialsystem stammt, oder aber es muß durch bronchoskopische Absaugung gewonnen werden. Da diese Untersuchungen routinemäßig infolge ihrer Aufwendigkeit kaum ausführbar sind, und das typische Keimspektrum relativ klein ist, ist es durchaus gerechtfertigt, im purulenten Schub „blind", d. h. ohne Erregerdifferenzierung zu behandeln.

Zwei Punkte sind dabei zu beachten:

1. Die antibakterielle Therapie muß so ausgewählt werden, daß sie *gegen Hämophilus und Pneumokokken* wirksam ist. Da die „fraglich pathogenen" Keime wahrscheinlich auch von sich aus den purulenten Schub unterhalten können, muß die Therapie auch gegen diese gerichtet sein. Hämophilus ist nicht penicillinempfindlich. Für eine „blinde" Behandlung kommt eine Therapie mit den herkömmlichen Penicillinen daher nicht in Betracht, sie ist nur gerechtfertigt, wenn man sicher sein kann, daß penicillinempfindliche Keime für den purulenten Schub verantwortlich sind. Die in Frage kommenden Antibiotika und Chemotherapeutika 1. Wahl sind in Tabelle 3 zusammengestellt.

2. *Haemophilus influenzae neigt zu Rezidiven* im Sinne endogener Re-Infekte. Dies ist nicht zuletzt

Tabelle 3: *Chemotherapie bei chronischer Bronchitis*

Bakteriostatisch	Bakterizid
Ampicillin 1,0 bis 3,0 täglich	Ampicillin mindestens 4,0 täglich
Tetracyclin 1,0 täglich	Trimethoprim und Sulfonamide (z. B. Bactrim, Eusaprim) 2 bis 4 Tabletten täglich
Chloramphenicol 2,0 täglich	

eine Folge der antibakteriellen Therapie. Eine akute Entzündung verursacht eine vermehrte Durchblutung der Bronchialschleimhaut und eine erhöhte Kapillarpermeabilität. Dies hat zur Folge, daß das Antibiotikum in höherer Konzentration die Blut-Bronchus-Schranke passiert und in höherer Konzentration im Bronchialsekret vorhanden ist. Im purulenten Schub findet man bei gleicher Dosierung im Bronchialsekret eine höhere Konzentration der antibakteriellen Substanz als im mukösen Sputum. Durch diese erhöhte Konzentration gelingt es meist rasch, den Schub zu unterdrücken. Die Folge davon ist, daß das Antibiotikum nunmehr in geringerer Konzentration ins Bronchialsekret übertritt und dort keine ausreichende Keimunterdrückung mehr gewährleistet. Ein Teil der Keime überlebt, und auf diese Weise kann sich ein endogener Re-Infekt entwickeln, der dann wiederum, wenn die Keime an Zahl entsprechend zugenommen haben, zu einem neuen mukopurulenten Schub führt.

Die bakterizide Chemotherapie

Man kann die Chemotherapie bakteriostatisch oder bakterizid durchführen. Mit Tetracyclin oder Chloramphenicol sind keine bakteriziden Effekte zu erzielen. Dazu kommt bei Chloramphenicol die toxische Wirkung auf das Knochenmark. Eine Chloramphenicol-Therapie soll deshalb bei chronischer Bronchitis nicht durchgeführt werden, so lange andere ebenso wirksame Substanzen zur Verfügung stehen. Auch mit Tetracyclinen ist kein bakterizider Effekt zu erreichen, wohl aber vor allem mit Ampicillin und der Kombination von Trimethoprim und Sulfonamiden. Das Ideal einer antibakteriellen Therapie ist die Keimvernichtung. Während die bakteriostatische Therapie das Keimwachstum unterdrückt und den Infekt auf diese Weise so entschärft, daß er letztlich durch die körpereigene Abwehr überwunden zu werden vermag, ist mit einer bakteriziden Therapie im Idealfall eine Elimination der Keime möglich.

Diese Verhältnisse lassen es daher wünschenswert erscheinen, frühzeitig eine quantitative Keimvernichtung zu erreichen. Mittels bakterizider Therapie kann denn auch das Intervall von einem zum anderen purulenten Schub bei chronischer Bronchitis gegenüber einer bakteriostatischen Therapie statistisch signifikant verlängert werden. Einer bakteriziden Therapie ist daher im purulenten Schub gegenüber einer bakteriostatischen Therapie unbedingt der Vorzug zu geben. Für die bakterizide Therapie bei chronischer Bronchitis sind damit *Ampicillin* und die *Kombination von Trimethoprim und Sulfonamiden* Substanzen erster Wahl. Mit Ampicillin kann man in Gaben von mindestens je 1 g alle 6 Stunden, also mindestens 4 g täglich, bakterizide Sputumkonzentrationen erreichen. Eine Behandlung mit Penicillin G oder V sollte nur durchgeführt werden, wenn man das Erregerspektrum kennt und weiß, daß entweder Pneumokokken oder Pneumokokken in Verbindung mit einem anderen penicillinempfindlichen Keim die Ursache des akuten Schubes sind (Tabelle 4).

Dieselbe Wirkung wie gegen Haemophilus influenzae entfaltet Ampicillin gegen fakultativ pathogene Bronchitiserreger mit Ausnahme von Pseudomonas aeruginosa und Proteus. Falls sich unter einer Ampicillin-Therapie in dieser Dosierung das purulente Sputum nicht zurückbildet, ist eine bakteriologische Sputumdifferenzierung mit Resistenzprüfung angezeigt. Die Kombination von Trimethoprim und Sulfonamiden, wobei als Sulfonamid Sulfamethoxazol verwendet wird, hat in neuester Zeit in der Therapie der chronischen Bronchitis besonderes Interesse gewonnen. In eigenen Untersuchungen haben wir diese Substanz bis zu 8 Monaten in einer Dosierung von täglich 160 mg Trimethoprim (TMP) und 800 mg Sulfamethoxazol (SMZ) verabreicht. Sie erwies sich als sehr gut verträglich und zeigte keinerlei Nebenwirkungen. Tabelle 5 zeigt die Keimflora von 32 Patienten, die mit Trimethoprim und Sulfamethoxazol behandelt wurden. In allen Fällen war das Sputum nach einem Monat keimfrei.

Proteus und Pseudomonas aeruginosa, typische Hospitalisationskeime, — Pseudomonas aeruginosa findet man besonders auch in Aerosolgeräten und

Tabelle 4: *Bakterizide Antibiotika bei chronischer Bronchitis*

	Penicillin	Penicillin V	Ampicillin
H. influenzae			////
Pneumokokken	////	////	////
Coliforme			////
Staph. aureus	////	////	////
Strept. pyogenes	////	////	////
Ps. pyocyanea			
Klebs. pneumoniae			////
Proteus			
Dosierung	>10 Mill. E. i.m. täglich	>2g 4-6 mal täglich	1g 6-stündlich
Markenname		Beromycin Ispenoral Oratren	Amblosin Binotal Penbrock

Tabelle 5

Keimart	Anzahl der Patienten
H. influenzae	11
H. influenzae + Pneumokokken	9
H. influenzae + Klebsiella pneumoniae	1
Pneumokokken	4
Pneumokokken + Klebsiella pneumoniae	1
Streptococcus pyogenes	2
Klebsiella pneumoniae	1
N. catarrhalis	3
Zusammen	32

Respiratoren —, sprechen auf Carbenicillin (3 mal tägl. 10 g i. v.) an, eine sehr effektive Therapie, die zudem, wie alle Penicilline kaum toxische Nebenwirkungen hat. „Fakultativ" bakterizide Substanzen, die wegen ihrer toxischen Nebenwirkungen für die Lokaltherapie als Aerosol geeignet sind, sind bei Pseudomonas und Proteus Gentamycin 40 mg/ml 4mal täglich, bei Pseudomonas Colistin 100 000 E/ml 4 mal täglich, Polymyxin B 1 500 000 E/3 ml 1—2 mal täglich als Aerosol zu applizieren. Bei Proteus ist auch eine Allgemeintherapie mit Tetracyclin, Chloramphenicol und Cephalotin erfolgversprechend.

Das prognostisch entscheidende Kriterium der chronischen Bronchitis ist die Bronchialwegsobstruktion. Abb. 1 zeigt die Ergebnisse einer monatelang durchgeführten Langzeittherapie mit zusätzlicher Gabe von Expektorantien. Man sieht, daß weder die statischen Funktionsparameter eine signifikante Besserung zeigen noch die für die Beurteilung der Atemwegsobstruktion vor allem wichtigen dynamischen Funktionsparameter. Unter der Therapie ist keine sichere Änderung der Atemfunktion eingetreten. Daraus kann man schließen, daß man von einer zusätzlichen antibakteriellen Langzeit-

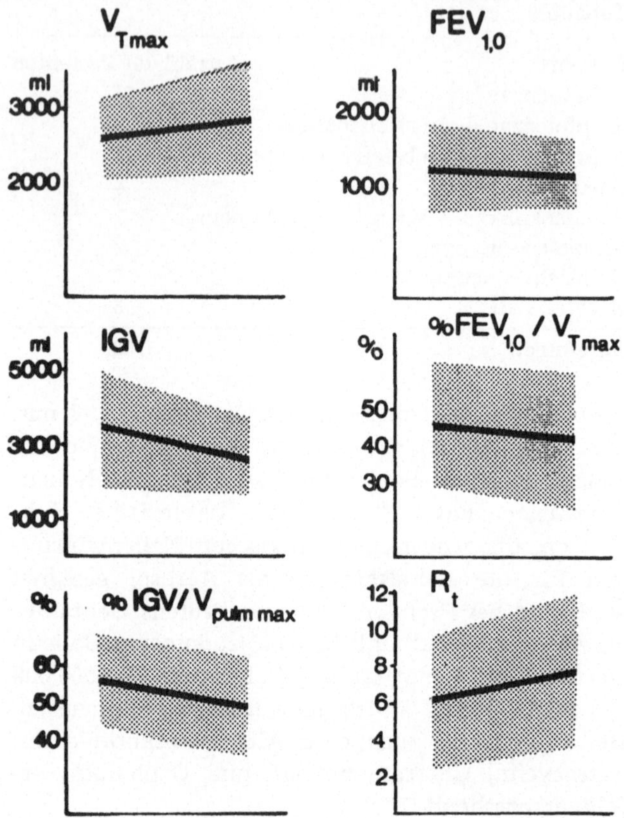

Abb. 1: Verhalten der Funktionsparameter während einer 4monatigen antibakteriellen Therapie in Kombination mit Expektorantien bei 13 chronischen Bronchitikern. Durchgezogene Linie: Mittelwert, schraffierte Fläche: Standardabweichung.

IGV = intrathorakales Gasvolumen
FEV = forced expiratory volume (Sekundenkapazität)
 R = Resistance (Atemwegswiderstand)

prophylaxe keinen besonderen funktionsverbessernden Effekt erwarten kann. Eine antibakterielle Therapie ist daher nur indiziert, wenn ein bakterieller Sekundärinfekt auftritt. In diesen Fällen ist die bakterizide Therapie in der Lage, das Intervall zwischen den akuten Schüben einer chronischen Bronchitis gegenüber einer bakteriostatischen Therapie signifikant zu verlängern.

Schlußfolgerung

Als therapeutische Schlußfolgerung ergibt sich:
Man sollte beim Auftreten eines mukopurulenten oder purulenten Schubes eine kurzfristige, d. h. etwa 2—3 Wochen dauernde bakterizide Therapie durchführen. In dieser Zeit ist die Gewähr gegeben, daß sensible Keime aus dem Sputum verschwinden. Falls während dieser Behandlungsdauer das Sputum purulent bleibt, sollte eine Keimdifferenzierung des Bronchialsekretes erfolgen und danach eine gezielte, wenn möglich bakterizide Antibiotika- oder Chemotherapie angesetzt werden. Der Wert einer antibiotischen Langzeitprophylaxe tritt demgegenüber in den Hintergrund. Die Langzeitprophylaxe mit Antibiotika ist nur dann indiziert, wenn Patienten sehr häufig, d. h. mindestens einmal im Monat zu einer Exazerbation ihrer Bronchitis neigen oder sich in einem sehr schlechten Allgemeinzustand befinden. Nur in solchen Fällen ist es gerechtfertigt, vor allem über das Winterhalbjahr eine antibiotische Langzeitprophylaxe durchzuführen. Bei allen anderen Fällen von chronischer Bronchitis gilt die Regel: Dauerbehandlung mit Expektorantien; falls ein obstruktives Syndrom vorliegt, außerdem mit Bronchodilatatoren und beim Auftreten eines akuten Schubes, sei es nun, daß er sich durch ein Purulentwerden des Sputums oder schon, diesem vorausgehend, durch die Zeichen eines allgemeinen Infektes manifestiert, frühzeitig eine bakterizide Therapie.

K. PH. BOPP

Inhalationstherapie

Nach *Illig* verfügen mehr als 50% aller befragten Ärzte heutzutage über ein oder mehrere Inhalations- oder Aerosol-Geräte. Diese mit vernebelten Mineralwässern und Medikamenten betriebene Aerosol- und Inhalationstherapie ist sowohl hinsichtlich ihrer technischen Ausstattung und Ausübung als auch ihrer Zielvorstellungen nicht immer als optimal zu betrachten, denn vielfach werden die Apparate nicht richtig gewartet und produzieren aus diesem Grunde unzulängliche, nicht inhalierbare Nebel oder sie sind von vornherein ungenügend eingestellt. Inhalations- und Aerosolgeräte bedürfen im übrigen einer ständigen Überwachung, daß sie nicht hineingeatmete Keime weiterverschleppen und evtl. Gesunde infizieren. Aus diesem Grunde empfehlen sich im wesentlichen Inhalationsgeräte, die den gebräuchlichen Reinigungs- und Sterilisierungsmaßnahmen leicht zugänglich sind.

Deswegen zunächst einige grundsätzliche Darlegungen: Bei der Inhalationstherapie ist zu unterscheiden zwischen

1. Spray aus der Luftdüse.

2. Aerosol.

ad 1: Spray

Durch Druckluft wird das zu zerstäubende Medikament oder Heilwasser durch eine Düse versprüht, die Tröpfchengröße liegt hier zwischen 10 und 40 μ. Derartige Sprays sind für Feuchtinhalationen und zur Behandlung der oberen Luftwege geeignet.

ad 2: Aerosole

Aerosole können nur durch entsprechend technisch einwandfreie Düsen hergestellt werden, wobei neben der Luftdruckerzeugung Ultraschall-Zerstäubungen in Frage kommen. In beiden Fällen wird ein Flüssigkeits-Luftgemisch erzeugt, das im Vernebler durch Prallwände abgefiltert wird. Ultraschallbetriebene Zerstäuber bedürfen einer Zusatz-Luftzufuhr, wodurch die Nebel ausgetrieben werden, ggf. können sie auch durch den Ansog in den Respirationstrakt gebracht werden. Lungengängige Aerosole müssen eine Teilchengröße von 5—0,5 μ haben, da sie sonst entweder im Falle eines zu großen Umfanges vorzeitig abgeschieden oder bei zu kleiner Teilchengröße wieder ausgeatmet werden. Inwieweit Ultraschall-Aerosole solchen, die durch Düsen erzeugt werden, überlegen sind, steht zur Zeit weiter zur Diskussion. Inhalation und Aerosole bewirken eine mechanische Spülung der Schleimhäute der Luftwege zur Beseitigung von Sekret, Eiter und Krankheitserregern, sie sollen eine Anregung des Selbstreinigungsmechanismus der Atemwege bewirken und die Sekretion dämpfen. Als Voraussetzung für eine wirksame Aerosol-Therapie gilt, daß die Atemwege weitgehend frei sind. Dies muß durch entsprechende vorausgehende therapeutische Maßnahmen wie Chemotherapie, Absaugen oder Steroid-Behandlung garantiert sein, wobei die Tröpfchengröße des Aerosols so beschaffen ist, daß sich ein möglichst großer Anteil der inhalierten Substanz niederschlägt. Für die therapeutische Wirkung ist es nicht allein maßgebend, wohin das Inhalat gelangt, sondern auch, in welcher Menge dies geschieht.

Leider wird die Inhalationstherapie vielfach noch ungezielt und zu polypragmatisch eingesetzt. An

Inhalaten werden eine Unzahl von Stoffen und Mischungen angeboten, die — was früher schon betont wurde — stets einer kritischen Sichtung bedürfen, da durch Inhalationen bei atopischen Patienten sehr schnell Allergien ausgelöst werden können. Nicht alle empfohlenen Substanzen sind für den Respirationstrakt indifferent, einige sogar recht schädlich. Man sollte immer daran denken, daß eine Tiefeninhalation einer intravenösen Injektion gleichkommt und kein Gewebe sensibler ist als das oft malträtierte Flimmerepithel des Bronchialtraktes.

Erkrankungen der oberen Luftwege

Hier kommen vor allen Dingen Sprays, das heißt grobdisperse Versprühungen von Sole, Medikamenten sowie oberflächenfreundlichen Substanzen, in Frage. Es liegen hier die Hauptindikationen zur Inhalationstherapie mit NaCl-haltigen Wässern. Mit der Einführung der Vibrations-Aerosole wurde ein weiterer Schritt in der konservativen Behandlung der Nebenhöhlenaffektionen aufgrund der größeren Penetranz derartiger Aerosole erzielt. Antibiotische Aerosole haben sich zur Behandlung von Hals-Nasen-Ohren-Leiden aus naheliegenden Gründen (gute direkte Erreichbarkeit, Möglichkeit zur Punktion und Instillation) wenig eingebürgert; sie sind in der Regel überflüssig.

Inhalations- und Aerosoltherapie bei traumatisch Atemgestörten in der Unfallpraxis und im Rahmen postoperativer Maßnahmen sind außerordentlich wichtig. Sie unterscheiden sich im wesentlichen durch die Inhalationstherapie bei der chronisch unspezifischen Lungenerkrankung dadurch, daß bei den betroffenen Patienten keine Obstruktion besteht und bronchodilatatorische Medikamente deswegen in der Regel vermeidbar sind. Das gleiche gilt auch für Inhalationen und Aerosole bei der Mukoviszidose, wo Ultraschall-Vernebelungsgeräte mit besonderem Erfolg eingesetzt worden sind. Es wird den kleinen Patienten hierbei sogar empfohlen, regelmäßig nachts in einem Nebelzelt zu schlafen. Besteht eine bronchiale Obstruktion, so gelten die gleichen Prämissen wie beim Erwachsenen.

Chronisch unspezifische obstruktive Lungenerkrankung

Im Vordergrund stehen hier Sekretolyse, das heißt Verflüssigung des oft dyskrinisch veränderten Bronchialschleimes, und Broncholyse, die Bekämpfung des bakteriellen Infektes und die Hemmung des Entzündungsvorganges. Nach eigenen Erfahrungen sowie basierend auf Erkenntnissen von *H. Herzog* sowie *O. P. Schmidt* kann man durch den Einsatz von intermittierender positiver Überdruckbeatmung bei gleichzeitiger Aerosoltherapie, wobei die Aerosol-Erzeugung durch Druckluft offenbar günstiger ist als durch Ultraschall, eine wesentliche Erhöhung der zugeführten Dosis erreichen. Man geht dabei von der bekannten Tatsache aus, daß eine Lungenbelüftung um so geringer ist, je schwerer die Bronchialobstruktion bzw. die hierdurch bedingte Verteilungsstörung ist. Eine prinzipielle Voraussetzung allerdings zur wirkungsvollen Entfaltung von differenten Stoffen im Bereich des Bronchialbaumes ist das Vorhandensein eines ausreichend durchgängigen Bronchialsystems. Die Aerosol-Therapie ist deswegen bei der chronisch unspezifischen obstruktiven Lungenerkrankung nur indiziert, wenn keine groben Verlegungen der Bronchien der tiefen Atemwege vorhanden sind.
Die Anwendung von Inhalaten bzw. Aerosolen

stellt in jedem Falle eine organbezogene gezielte Maßnahme dar, deren Wert und Unwert zuvor einer ausreichenden Überlegung bedarf. Mit Recht hat *O. P. Schmidt* darauf hingewiesen, daß es eine unsinnige Anordnung ist, dem Personal zu sagen, „lassen Sie diesen oder jenen Patienten inhalieren", ohne hierbei Dosierungsvorschriften und nähere Anweisungen bezüglich des Einsatzes der Apparatur zu geben. Es muß noch einmal nachdrücklich betont werden, daß nur eine genaue Therapieanleitung sowie die Überwachung der Patienten durch geschulte Ärzte und Pflegepersonal eine erfolgreiche Inhalations- und Aerosol-Therapie garantieren.

Medikamentöse Aerosol-Therapie

Eine Allgemeinbehandlung mittels Aerosolen ist nicht empfehlenswert. Die Aerosol-Therapie spielt gerade im Bereich des medikamentösen Sektors im wesentlichen die Rolle einer Hilfsmaßnahme. Eine ausreichende antibiotische Therapie nur mit Aerosolen vorzunehmen, ist in der Regel nicht mehr zu verantworten, da eine genaue Dosierung spezifisch wirksamer Pharmaka über die Inhalation nicht möglich ist. Die Gründe hierfür sind unterschiedliche Atemtechnik, differente Durchgängigkeit des Bronchialsystems und die Qualität des zur Verfügung stehenden Gerätes.

An praktisch verwertbare Aerosole sind 6 Forderungen zu stellen, die im wesentlichen von *Stieve* formuliert sind:

1. Wasserlöslichkeit des Wirkstoffes,

2. Reizlosigkeit bzw. Atoxizität des Präparates,

3. ein pH in der Nähe des Säure-Basen-Gleichgewichtes, um Reizungen zu vermeiden; eine leicht

saure Reaktion wird meist besser vertragen als eine
Verschiebung in das alkalische Milieu,

4. Anpassung an den kolloidosmotischen Druck des
Gewebes,

5. gute Zerstäubbarkeit und Haltbarkeit,

6. ein als Aerosol einzusetzendes Medikament darf
nicht zu Überempfindlichkeitsreaktionen den Anlaß geben (kein Hapten sein).

a) Antibiotika

Penicillin und Streptomycin sind als Aerosole nicht
mehr einzusetzen, da sie bekanntlich oft sehr
schnell zu Überempfindlichkeitserscheinungen und
Anaphylaxien führen. Die gleichen Einwände lassen sich gegenüber fast allen wasserlöslichen klein-
molekularen Antibiotika anführen. Die Inhalation
derartiger Antibiotika versperrt den Weg für spä-
teres Eingreifen durch orale oder parenterale Verordnung und gefährdet den Patienten in einem
nicht mehr zu verantwortenden Maße. Dieser Regel
unterliegen auch die halbsynthetischen Penicilline
wie Ampicillin, Oxacillin, Cloxacillin und Carbenicillin.

Die Breitspektrumantibiotika wie Chloramphenicol
und Tetracycline haben sich mit Ausnahme des
Thiamphenicols nie recht in der Aerosol-Behandlung eingebürgert, was teilweise an Lösungsschwie-
rigkeiten, andererseits aber auch am schlechten Ge-
schmack liegt. Sulfonamide wurden früher versucht, kommen aber als Aerosole jetzt nicht mehr
in Frage.

Zur Inhalation geeignet sind nur solche Antibiotika, die eine relativ große Molekulargröße aufweisen oder aber überhaupt nicht mehr resorbiert werden. Es handelt sich hierbei um Substanzen, die bei

parenteraler Anwendung teilweise mit hohen Gefahren belastet sind, aber lokal gut vertragen werden; zu nennen wären Neomycin in Verbindung mit Bacitracin, Tyrothricin, Polymyxin E, Nystatin und Amphotericin B. Auch Gentamycin hat sich nach unseren Erfahrungen in der Aerosol-Therapie einsetzen lassen. Überempfindlichkeiten konnten wir bislang nicht beobachten, offenbar ist das Gentamycin-Molekül aufgrund seiner Größe als Hapten wenig geeignet. Nystatin und Amphotericin B bewährten sich uns bei Verdrängung der bakteriellen Bronchialflora durch Pilzbesiedlung oder bei manifesten Lungenmykosen. Gute Erfahrungen hatten wir mit Thiamphenicol als Aerosol in Verbindung mit dem Mukolytikum Azetylzystein.

Sinn und Zweck einer antibiotischen Inhalationstherapie ist es, im Rahmen eines Zweifrontenkrieges — wie *Krieger* formulierte — die enterale bzw. parenterale Therapie zu unterstützen und zu potenzieren oder im Rahmen einer Dauertherapie Re-Infekte zu vermeiden, wozu im allgemeinen eine alleinige Aerosol-Therapie ausreichend ist.

b) *Mukolytika und Sekretolytika*

Die Flut der Mukolytika und Sekretolytika, die als Aerosole empfohlen werden, ist kaum noch zu übersehen. Ihre Bedeutung haben sie zweifelsohne bei traumatisch Atemgestörten sowie bei der Mukoviszidose. Bei der Behandlung der chronisch unspezifischen Lungenerkrankungen indes sind sie vielfach wegen der bestehenden Obstruktion kontraindiziert, nicht selten kommt es danach wieder zu lokalen Reizerscheinungen und Überempfindlichkeiten. Am besten verträglich ist nach unserer eigenen Erfahrung Azetylzystein (Fluimucetin®), dessen parenteraler Einsatz aber meist den des

Aerosols noch übertrifft. Dies gilt auch für Bisol-
von®.

c) Kortikosteroide

Cortison-Abkömmlinge sind nach unserer eigenen
langjährigen Erfahrung als Aerosole, so es sich um
wasserlösliche Derivate handelt, gut geeignet, da
durch sie die Permeabilität der Kapillarwände her-
abgesetzt wird und die Dyskrinie eine deutliche
Bremsung erfährt. Nicht nur allein im Rahmen von
Rehabilitationsmaßnahmen, sondern auch zur Therapie akuter, subakuter und chronischer Affektio-
nen des Bronchialtraktes trägt die Vernebelung von
Steroiden dazu bei, den oralen oder parenteralen
Anteil relativ niedrig zu halten.
Bewährt hat sich uns vor allem ein Mischpräparat
aus Dexamethason, Dihydroxypropyltheophyllin,
Pentamethylentetrazol und Phenylephrinhydro-
chlorid, zur Zeit als Dexamethason-Aerosol® im
Handel. Sogenannte nur oberflächenwirksame Kor-
tikosteroid-Derivate indes erwiesen sich meist als
enttäuschend.

d) Bronchodilatatoren

Isoprenalin bzw. Orciprenalin und deren neuere
Derivate, zum Beispiel Berotec® (Fenoterol) oder
Sultanol® (Salbutanol) werden zur Bronchodilata-
tion regelmäßig mittels Düsenverneblern eingesetzt.
Offenbar gibt es Patienten, die nach der häufigen
Anwendung dieser Sympathikomimetika ein ge-
wisses Suchtverhalten an den Tag legen und öfter
zu solchen Inhalationen greifen, als es wünschenswert erscheint. Gegenregulationen sind bekannt.
Schädigungen durch die Treibgase konnten wir nicht
beobachten, wenngleich vor einiger Zeit von ameri-
kanischer Seite hierauf hingewiesen worden ist. Es
stehen neuerdings noch weitere Katecholamin-Deri-

vate zur Verfügung, die offenbar eine noch geringere Kreislaufwirkung ausüben. Sie sind aber zum Teil in Deutschland noch nicht im Handel.

Dinatriumcromoglycicum, neuerdings unter dem Namen Intal® im Handel, wird als Pulver durch einen besonderen Inhalator vernebelt. Da es ein Pulver darstellt, kommt es bisweilen zu Reizerscheinungen, wodurch der Wert dieses Mittels geschmälert wird. Wir haben jedoch bei jugendlichen Bronchospastikern und Asthmatikern recht gute Erfahrungen, wobei es oft gelingt, die Cortison-Menge im Rahmen einer Dauertherapie zu senken oder die Patienten sogar steroidfrei einzustellen. Es ist anzunehmen, daß Dinatriumcromoglycicum die Freisetzung der Reagine nach Vereinigung von Antigen und Antikörpern im Bereich der Mastzelle blockiert. Ein direkter spasmolytischer Effekt kann Dinatriumcromoglycicum nicht zugeschrieben werden.

e) Inhalationsbehandlung mit Sole

Es können hier sowohl mechanisch erzeugte als auch Ultraschall-Aerosole verwandt werden, wobei die letztgenannten selbstverständlich tiefere Bronchialabschnitte erreichen als die ersten. Sie dienen im wesentlichen rehabilitativen Maßnahmen oder prophylaktischen Zwecken. Aufgrund unserer eigenen Erfahrungen setzen wir der Emser Sole zum Beispiel keine ätherischen Öle mehr zu, zumal mittlerweile bekannt ist, daß bei tiefen Inhalationen unter Umständen eine Lähmung des Ziliarapparates erfolgt als eine Anregung. Empfehlenswert erscheint auch die Zerstäubung von Pantothensäure (Bepanthen®), evtl. in Verbindung mit Sole oder auch mit Kortikosteroiden. Vorsicht ist bei Asthmatikern zu üben, bei denen offenbar jeglicher mechanische Reiz der Schleimhäute einen neuen Sekretionsschub auslöst.

Nach eigenen sowie den allgemeingültigen Erfahrungen ist festzustellen, daß eine Aerosol-Therapie für extrapulmonale Erkrankungen abzulehnen ist, da weder die zugeführte Dosis ausreichend exakt kalkulierbar noch stets erkennbar ist, inwieweit zugeführte Substanzen nicht zu Spätschäden am Respirationstrakt führen können. Gegenüber der parenteralen bzw. enteralen Therapie bestehen die Vorteile der Aerosol-Therapie neben der lokal angreifenden Wirkung oft in einer Dosiseinsparung von Medikamenten, was besonders für die Kortikoide und Antibiotika zutrifft.

Schrifttum:

1. *Badre, R. u. Mitarb.:* Untersuchungen über die Wirkung von Bad Emser Quellprodukten auf das Flimmerepithel. Z. angew. Bäder- u. Klimaheilk. 17 (1970) 40.
2. *Böhlau, V.:* Aerosole und Inhalationsbehandlung. In: Chronische Bronchitis, S. 381. F. K. Schattauer Verlag, Stuttgart 1968.
3. *Böhlau, V. u. Böhlau, E.:* Fibel der Inhalationsbehandlung mit Aerosolen. Urban & Schwarzenberg, München 1971.
4. *Bopp, K. Ph. u. Manns, K. J.:* Zum aktuellen Stand der Aerosol-Therapie. Ther d. Gegenw. 2 (1966) 214.
5. *Dirnagl, K.:* Grundlagen, Formen und Ziele der Inhalationstherapie am Kurort. Z. angew. Bäder- u. Klimaheilk. 17 (1970) 540.
6. *Illig, H.:* Apparative Pneumotherapie (Aerosoltherapie und Respiratoren). Handb. d. Phys. Ther. S. 248. Gust. Fischer Verlag, Stuttgart 1971.
7. *Krieger, E.:* Inhalationstherapie mit Antibiotika. Intern. Symp. on Inhalation Therapy, 2. 11. 1970 in Neapel.
8. *Schmidt, O. P., Günthner, W. u. Bottke, H.:* Das bronchitische Syndrom. J. F. Lehmanns Verlag, München 1965.
9. *Stieve, F. E.:* Aerosolbehandlung, Balneo- und Klimatotherapie der chronischen Bronchitis. Verh. Dtsch. Ges. Inn. Med. 62 (1956) 80.

O.-P. SCHMIDT

Physikalisch-balneologische Therapie beim chronischen bronchitischen Syndrom

Die Behandlung chronischer Bronchialleiden umfaßt viele therapeutische Prinzipien. Die vielfältigen Ursachen und der chronische Krankheitsverlauf erfordern sowohl für die Behandlung als auch für die Vorbeugung ein breites Spektrum an therapeutischen Maßnahmen; oft sind zahlreiche Anwendungen notwendig und evtl. zu koordinieren, z. B.

1. medikamentöse Behandlung,

2. physikalisch-balneologische Therapie,

3. Diätetik für Übergewichtige zur Verbesserung der Ventilation,

4. Psychotherapie, z. B. autogenes Training für seelisch bedingte Atemstörungen,

5. Bewegungstherapie bei körperlicher Inaktivität zur Verbesserung der Ventilation mit Förderung des Abhustens und Verbesserung der Lungendurchblutung (2, 16).

Die physikalisch-balneologische Therapie hat hierbei seit Jahrzehnten ihren festen Platz.

In neuerer Zeit ist man in der Lage, mit naturwissenschaftlichen Methoden bisher bereits empirisch bekannte Effekte einzelner physikalisch-balneologischer Anwendungen objektiv nachzuweisen. Hierbei ist von ausschlaggebendem Gewinn, daß man dank der Bemühungen mehrerer Forschergenerationen die Lunge heute als dasjenige Organ bezeichnen kann, dessen Funktion und Klinik am genauesten mit funktionsanalytischen Methoden zu untersuchen ist. Dies ermöglicht objektive, reproduzierbare Meßergebnisse. Dadurch erhöht sich das Gefühl der Sicherheit bei diesem therapeutischen Prinzip. Außerdem verlagert sich die Behandlung auf diejenigen Maßnahmen, bei denen sich die besten Effekte nachweisen lassen.

Im Mittelpunkt therapeutischer Überlegungen steht die Beseitigung bzw. Besserung der Bronchialwegsobstruktion. Bei einer ganzen Reihe heute gebräuchlicher physikalisch-balneologischer Maßnahmen (Atemgymnastik, Unterwasser-Druckstrahlmassagen, Bäder u. a.) haben wir mit objektiven Meßmethoden bei einem ausgewählten Patientenkollektiv (Vorliegen einer akuten Bronchialobstruktion) eine statistisch signifikante Verbesserung der Ventilationswerte, eine Abnahme der Atemarbeit sowie Verbesserungen arterieller Blutgasdrükke nachweisen können. Diese Ergebnisse lassen sich durch Verbesserung der Thoraxbeweglichkeit, Förderung der Bronchialdrainage, Rückgang von Bronchialspasmen, evtl. Abschwellen des Bronchialschleimhautödems u. a. erklären. Bei gleich großen Kontrollgruppen, bei denen keine derartigen Anwendungen verabreicht wurden, waren diese Effekte nicht nachweisbar (1, 3, 6, 7, 9, 14, 18, 19, 21). Durch derartige Untersuchungen ließen sich aber auch — soweit es die Funktion der Atmung betrifft — angenommene Wirkungsprinzipien z. B. bei den Pneumatischen Kammern, naturwissenschaftlich nicht beweisen (8).

Zum Rüstzeug physikalisch-balneologischer Maßnahmen gehören folgende Methoden:

1. Spezifische Anwendungen

Atemgymnastik verbessert bei obstruktiven Ventilationsstörungen die Exspiration, bei raumbeengenden Prozessen (Schwarte, Adipositas) die Inspiration, verkleinert die funktionelle Residualkapazität durch Steigerung der Zwerchfellbeweglichkeit und durch Verbesserung der Beweglichkeit der unteren Brustkorbanteile, verringert die Atemarbeit und fördert die Bronchialdrainage. Eine ausreichende Kenntnis der Pathophysiologie obstruktiver und restriktiver Atemwegserkrankungen und eine enge Zusammenarbeit mit dem Arzt ermöglicht der Krankengymnastin eine rationale und zielgerichtete Arbeit (4, 5, 7, 17).

Massagen der reflexogenen Zonen im Bindegewebe verbessern die Thoraxbeweglichkeit und die pulmonale Durchblutung.

Unterwasser-Druckstrahlmassagen erhöhen die Elastizität des Thorax.

Klopfmassagen, vor allem in Kopf-Tieflage (Quinckesche Hängelage), erleichtern die Expektoration des Sekrets, zumal Sekretstagnation vermehrte Infektionsgefahr bedeutet.

Kurzwellendurchflutungen des Thorax (Hochfrequenztherapie) wirken über eine Mehrerwärmung schlecht durchbluteter Gewebebezirke antiphlogistisch.

Elektrolungen-Beatmungen verbessern die Atemökonomie durch Zwerchfelltraining. Außerdem wirken sie günstig auf die verschiedenen Formen der Ventilationsstörungen ein und können sogar bei Partial- oder Globalinsuffizienz sowie bei krampfhafter Fehlhaltung des Thorax wirksam sein. An- und abschwellende niederfrequente Impulsserien bringen bei der Inspiration die Atemhilfsmuskulatur und das Zwerchfell, bei der Exspiration die Bauchmuskulatur zur Kontraktion. Atemfrequenz und Phasenlänge werden dabei angegeben. Der Patient muß seine Atmung dem aufgezwungenen Rhythmus überlassen.

2. Unspezifische Anwendungen

Hydro- und thermotherapeutische Anwendungen wie Behandlungen mit Bädern bei verschiedensten Zusätzen, heiße Duschen, Lichtbogen, UV-Behandlungen, greifen nach bisherigen Vorstellungen unspezifisch in das pathophysiologische Geschehen ein. Als Wirkungsmechanismen werden je nach Standpunkt desensibilisierende Effekte und vegetative Umstellungen angenommen. Diese, sich auf klinisch-experimentelle Beobachtungen stützenden Vorstellungen lassen ein Grundprinzip erkennen: physikalische Reize lösen Reaktionen aus, die „nicht als passive, einfache Kausalfolgen interpretiert werden können, sondern aktive, vom Willen unabhängige Leistungen darstellen, bei denen tonische Kräfte ins Spiel kommen" (4). Durch derartige Tonusänderungen und wohl auch durch eine vermehrte Glukokortikoid-Ausscheidung der Nebennierenrinde — z. B. bei Bädern und heißen Duschen — wird die Atemarbeit gegen visköse, teilweise auch gegen elastische Atemwegswiderstände verringert.

Schottische Wechselduschen, Trockenfrottierungen, Bürstungen mit Franzbranntwein, Trockenabreibungen, Kneipp-Anwendungen, Schwimmen, Sauna-Behandlung, Höhensonnenbestrahlung u. a. sind resistenzsteigernde Maßnahmen, wobei das Wirkungsprinzip in einem allgemeinen Gefäßtraining mit nachfolgender erhöhter Reaktionsbereitschaft der Haut besteht. Auch an *Moor-* und *Fango-Packungen* ist zu denken, die einen entzündungshemmenden Effekt besitzen. Unentbehrlich können auch allgemeine Therapiemaßnahmen wie Bewegungstherapie bei körperlicher Inaktivität oder Diätetik für Übergewichtige zur Verbesserung der Ventilation oder zur Mitbeeinflussung begleitender oder auftretender Nebenkrankheiten sein (16).

Anwendungsregeln

Beim chronischen bronchitischen Syndrom ist somit die Anwendung physikalischer Maßnahmen keine Konzession mehr an magische Bedürfnisse, sondern physiologisch fundiert und rationell begründet (10). Ganz allgemein gelten folgende Faustregeln:

1. Der Umfang der Anwendungsmöglichkeiten nimmt mit Zunahme der Schwere des Krankheitsbildes ab, die Arzneimitteltherapie tritt dafür mehr in den Vordergrund.

2. Der erfolgreiche Einsatz hängt vom individuellen Stadium der Krankheit ab.

Das Schwergewicht der physikalischen Therapie liegt somit mehr in der *Frühbehandlung bzw. der Prävention*. Es ist gelegentlich die Ansicht zu hören, daß eine physikalisch-balneologische Therapie wegen der großen Fortschritte der Arzneimitteltherapie nicht mehr erforderlich sei, da durch Pharmaka gleiche oder bessere Effekte zu erzielen seien. Hier gilt folgendes:

1. Eine Reihe physikalisch-balneologischer Maßnahmen ist durch Arzneimittel überhaupt nicht ersetzbar. So läßt sich z. B. die durch geeignete atemgymnastische Übungen zu erzielende bessere Thoraxbeweglichkeit durch Arzneimittel nicht erreichen.

2. Medikamente, die in gewisser Dosierung durchaus nicht frei von unerwünschten Wirkungen sind, können reduziert werden.

An einem ausgewählten Patientenkollektiv haben wir nachgewiesen, daß eine kombinierte physikalisch-balneologische Behandlung über einen längeren Zeitraum zusammen mit einer medikamentösen Therapie die Atemfunktion gegenüber einer alleinigen medikamentösen Therapie weiter verbessert.

Mißerfolge der physikalisch-balneologischen Behandlungsmaßnahme sind durch folgende Umstände bedingt:

1. Zuwenige Behandlungen, da es sich oft um chronisch fortschreitende Krankheiten handelt, z. B. sind atemgymnastische Übungen mit der Atemtherapeutin nur als Schwerpunkt einer Langzeitbehandlung anzusehen, die der Patient allein fortsetzen muß.

2. Fehlerhafte, nicht nach patho-physiologischen Gegebenheiten ausgerichtete Behandlungen oder ungenügende bzw. fehlende Zusammenarbeit z. B. der Krankengymnastin mit dem behandelnden Arzt.

3. Keine genügende Mitarbeit des Patienten.

4. Ungenügende Anpasung der verschiedenen physikalisch-balneologischen Maßnahmen an den Schweregrad der Krankheit.

Schlußfolgerungen

Es gibt nur noch eine individuelle, dem jeweiligen Leidenszustand und der reaktiven Persönlichkeit optimal entsprechende Integration aller als wirksam anerkannter Behandlungsmethoden beim chronisch bronchitischen Syndrom.

Offensichtlich unter dem großen Eindruck der Fortschritte der Arzneimitteltherapie wird die Wirksamkeit einer sinnvollen physikalisch-balneologischen Behandlung vom Arzt oft unterschätzt. Auch der Patient muß von dem Nutzen dieser Therapieform erst durch geduldige Gesundheitserziehung überzeugt werden.

Die Verabfolgung mehrerer physikalisch-balneologischer Behandlungsmaßnahmen bzw. deren geeignete Kombination untereinander führt zu einem *Summationseffekt*. Mehrere physikalische Anwendungen erlauben es oft, sonst notwendige Pharmaka, die unter Umständen nicht frei von unerwünschten Wirkungen sind, *einzusparen*.

Da erfahrungsgemäß der Ablauf des krankhaften Geschehens wesentlich abhängt von dem Kranken selbst, von seiner Haltung und Situation im Leben und die Behandlung auch den so wichtigen gesundheitserzieherischen Effekt erfüllen soll, läßt sich bei einer derartig umfassenden, sachgemäßen, kombinierten medikamentös-physikalischen Behandlung oft eine Besserung über einen längeren Zeitraum stabilisieren.

Wenn sich außerdem alle Behandlungsmaßnahmen nach dem jeweiligen aktuellen Wissen der forschenden Medizin orientieren, dann ist heute die *kombinierte medikamentös-physikalisch-balneologische Behandlung — am besten unter geeigneten klimatischen Bedingungen —* beim chronischen bronchitischen Syndrom ein oft unentbehrlicher Schwerpunkt im Rahmen der notwendigen Langzeitbehandlung (11, 12, 15, 20).

Schrifttum

1. *Aepli, R.:* Schweiz. med. Wschr. 93 (1963) 366.
2. *Bopp, K. Ph. u. Dörner, G.:* Z. angew. Bäder- u. Klimaheilk. 14 (1967) 201.
3. *Clemens, G.:* Physik. Med. u. Rehab. 10 (1969) 228.
4. *Drexel, H.:* Med. Klin. 63 (1968) 273.
5. *Günthner, W.:* Heilkunst 76 (1963) 87.
6. *Günthner, W.:* In: Kurverlaufs- und Kurerfolgsbeurteilung. Symposion II, Sanitas, Bad Wörishofen 1968.
7. *Günthner, W. u. Krieger, E.:* Ther. d. Gegenw. 103 (1964) 1492.
8. *Günthner, W. u. Schmidt, O. P.:* Ther. d. Gegenw. 106 (1967) 769.

9. *Günthner, W.* u. *Schmidt, O. P.*: Therapiewoche 18 (1968) 1853.

10. *Ott, V. R.*: Schriftenreihe des Deutschen Bäderverbandes e. V. 28 (1969) 21.

11. *Schmidt, O. P.*: Ther. d. Gegenw. 109 (1970) 1274.

12. *Schmidt, O. P.*: Münch. med. Wschr. 107 (1965) 1311.

13. *Schmidt, O. P.*: In: Präventive Medizin. Umschau-Verlag, Frankfurt 1970.

14. *Schmidt, O. P.*: In: Chronische Bronchitis Schattauer, Stuttgart 1968.

15. *Schmidt, O. P.*: Z. angew. Bäder- u. Klimaheilk. 17 (1970) 547.

16. *Schmidt, O. P.*: Österr. Ärztez. 27 (1972) 402.

17. *Schmidt, O. P.*: Krankengymnastik 23 (1971) 207.

18. *Schmidt, O. P.* u. *Günthner, W.*: Dtsch. Rentenversicherung (1968) 19.

19. *Schmidt, O. P.* u. *Günthner, W.*: Mschr. Tuberk.-Bekämpf. 13 (1970) 47.

20. *Schmidt, O. P., Günthner, W.* u. *Bottke, W.*: Das bronchitische Syndrom, 2. Aufl. J. F. Lehmann, München 1967.

21. *Schmidt, O. P.* u. *Krieger, E.*: Arch. Physik. Ther. 21 (1969) 365.

K. PABST

Klinik und Therapie des Cor pulmonale

Definition und Pathogenese

Definitionsgemäß (5, 14, 15, 19, 23) wird unter einem Cor pulmonale die Hypertrophie des rechten Herzens infolge Druckerhöhung im Lungenkreislauf, hervorgerufen durch Erkrankungen des Thorax, der Lungen oder ihrer Gefäße verstanden. Der Druckanstieg im Lungenkreislauf als Folge einer Insuffizienz des linken Herzens oder eines angeborenen Herzfehlers gehören nicht in den Begriff des Cor pulmonale. Die pulmonale Hypertonie wird durch funktionelle Erhöhungen des Strömungswiderstandes im Lungenkreisablauf oder durch organisch fixierte Einengungen der Lungenstrombahn hervorgerufen (7, 8, 12). In Abb. 1 sind die einzelnen Faktoren, die eine Druckerhöhung bewirken können, schematisch aufgezeichnet. *V. Euler u. Liljestrand* (9) haben die Bedeutung der funktionellen Einengung der Lungenstrombahn durch alveoläre Hypoventilation erstmals nachgewiesen. Von praktischer Bedeutung für eine pulmonale Drucksteigerung ist die alveoläre Hypoventilation vor allem bei Thoraxdeformitäten, Pneumonie, Lungenfibrose und Emphysem (2, 6). Eine Reduktion des pulmonalen Gefäßbettes durch Pneumektomie oder obliterierende Lungenerkrankungen erhöhen den pulmonalen Druck (6, 8). Entzündliche oder idiopathische Verschlüsse der Gefäße sind selten. Diese Erkrankungen sind aber in letzter Zeit in das allgemeine Interesse gerückt worden (7, 10, 11, 24). Der mechanische Verschluß der Lungengefäße durch Embolie erhöht den pulmonalen

Druck. Gleichzeitig mit der Embolie kann es reflektorisch zu einer funktionellen Engstellung der Lungengefäße kommen (20). Die Kompression der Kapillaren durch einen erhöhten intraalveolären Druck und die Einengung und Verlängerung der gedehnten Kapillaren beim obstruktiven Emphysem erhöhen den pulmonalen Gefäßwiderstand nach dem Hagen-Poiseuilleschen Gesetz. Die geschilderten pathogenetischen Mechanismen erleichtern das Verständnis des klinischen Krankheitsbildes und führen zu einer rationalen Therapie.

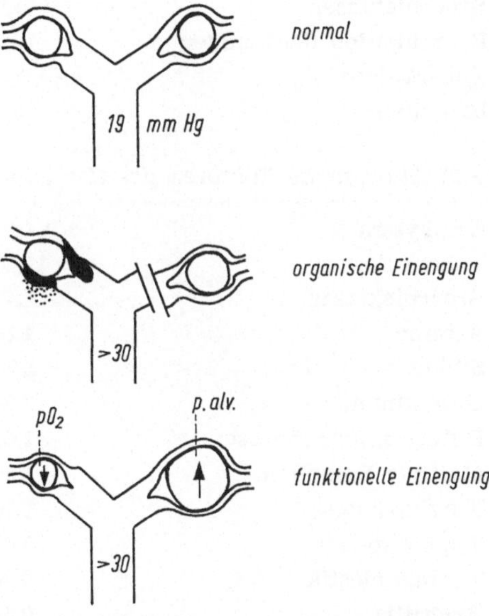

Abb. 1: Schematische Darstellung der Pathogenese bei pulmonaler Hypertonie. Oben: normale Durchblutung und Ventilation. Mitte links oben: Embolie. Mitte links unten: entzündlicher oder idiopathischer Verschluß kleiner Pulmonalgefäße. Mitte rechts: Pneumektomie. Unten links: Hypoventilation. Unten rechts: erhöhter intraalveolärer Druck und Kapillardehnung bei obstruktivem Emphysem.

Vorkommen

Aus einer Literaturübersicht von *Schölmerich* (23)
geht hervor, daß Lungenfibrosen, Kyphoskoliose,

Tabelle 1: *Häufigkeit des Cor pulmonale*

Primäre Pulmonalsklerose	100,0%
Fibrosen	64,0%
Kyphoskoliosen	60,0%
Pneumokoniosen	54,2%
Asthma	51,0%
Emphysem	29,9%
Bronchiektasen	14,9%
Karnifikation der Lungen	12,0%
Tuberkulose	5,3%
Embolien	5,0%

Tabelle 2: *Ätiologische Faktoren des Cor pulmonale*

Emphysem	64,20%
Tuberkulose	11,40%
Bronchiektasen	6,40%
Asthma	4,20%
Silikose	3,20%
Unbestimmt	2,00%
Diffuse Lungenfibrose	1,60%
Multiple Embolien	1,60%
Karzinomatose	1,10%
Kyphoskoliose	0,80%
Thorakoplastik	0,80%
Arteriitis	0,64%
Thrombose der A. pulm.	0,48%
Boecksche Krankheit	0,48%
Lungenzysten	0,32%
Organisierte Pneumonie	0,32%
Bilharziose	0,16%
Primäre Pulmonalsklerose	0,16%
Sklerodermie	0,16%

Pneumokoniosen, Asthma bronchiale und Emphysem in über der Hälfte der Fälle von einem Cor pulmonale begleitet sind (Tabelle 1). Die organisch fixierte Pulmonalsklerose führt immer nach kurzer Zeit zu einem Cor pulmonale. Bei der Feststellung, daß das Emphysem eine wesentliche Rolle für die Entstehung des Cor pulmonale spielt, muß allerdings berücksichtigt werden, daß das unkomplizierte Emphysem, insbesondere das Altersemphysem, nur in ca. 4—7% der Fälle die Symptome eines Cor pulmonale hat (10, 12, 19). Die spastische Emphysembronchitis und das Asthma bronchiale hingegen fördern die Entwicklung eines Cor pulmonale wesentlich.

Von praktischem Interesse ist die Beobachtung, daß bei einem bestehenden Cor pulmonale als Grundkrankheit mit 60% der Fälle die spastische Emphysembronchitis überwiegt (Tabelle 2). Alle anderen Lungen- und Thoraxerkrankungen kommen so viel seltener vor, daß sie zusammen nur 40% der zum Cor pulmonale führenden Krankheiten ausmachen.

Diagnose des Cor pulmonale

a) *Klinische Symptomatik*

Mit unterschiedlicher Häufigkeit muß ein Cor pulmonale bei den einzelnen Erkrankungen der Lunge, des Thorax und der Lungengefäße erwartet werden (23). Praktisch wichtig ist es, daß der Arzt bei Vorliegen dieser Lungenerkrankungen an die Möglichkeit eines Cor pulmonale denkt. Zur Diagnose des Cor pulmonale führen klinische Symptome, EKG-Veränderungen und Röntgen-Bild.

Eine Reihe klinischer Symptome werden beim Cor pulmonale gefunden (Tabelle 3). Zyanose, Dyspnoe und Tachykardie sind uncharakteristische Befunde, die aber häufig erhoben werden können (3, 17, 23). Doch auch das Fehlen dieser Symptome spricht nicht gegen ein Cor pulmonale. Ein wichtiger Hinweis auf die Hypertrophie des rechten Ventrikels sind epigastrische Pulsationen und links vom Ster-

Tabelle 3: *Klinische Symptome des Cor pulmonale*

Dyspnoe	präkordiale Pulsationen
Zyanose	epigastrische Pulsationen
Herzklopfen	gespaltener 2. Herzton
Schwindel, Synkopen	akzentuierter Pulmonalton
„Herzschmerzen"	Jugularvenenpuls
	(a-Welle, positiver Puls)
	Tachykardie

nalrand tastbare präkordiale Pulsationen (10, 23). Die präsystolische Belastung des rechten Vorhofes ist bei Sinusrhythmus an der überhöhten a-Welle im Jugularvenenpuls zu erkennen (Abb. 2). Der mit dem arteriellen Druck synchrone Jugularpulswel-

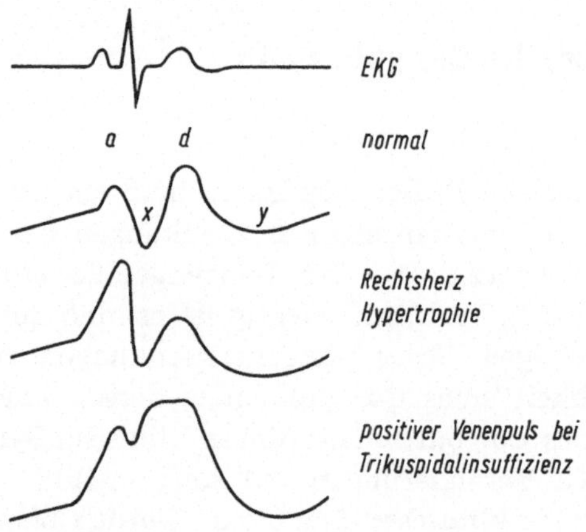

Abb. 2: Jugularvenenpuls bei Cor pulmonale.

lenanstieg ist Hinweis auf eine Trikuspidalinsuffizienz. Als Ausdruck der Drucksteigerung in der Pulmonalarterie ist der 2. Herzton durch eine Verspätung des Pulmonalklappenanteils gespalten mit Betonung des Pulmonalklappentons. Klagen die Patienten über Schwindel, Leistungsminderung und präkordiale Schmerzen, so sind das wichtige anamnestische Hinweise auf ein Cor pulmonale. Besonders bei Frauen mit idiopathischer pulmonaler Hypertonie, bei denen Zyanose und Dyspnoe durchaus noch fehlen können, werden Schwindel oder sogar Synkopen als Symptome angegeben (11).

b) *Elektrokardiogramm*

Im Elektrokardiogramm können Hinweise auf ein Cor pulmonale durch Rechtsbelastungszeichen abgelesen werden (Tabelle 4) (3, 10, 22, 23). Typische Zeichen sind ein P-pulmonale und die Rechtsabweichung des Vektors für QRS. In typischen Fällen ist das P in den Ableitungen II und III sowie in aVF und V 1 überhöht und zeltförmig (Abb. 3). In den Extremitätenableitungen soll die P-Welle mindestens $^1/_4$ der größten R-Zacke oder 0,25 mV ausmachen. Positive R-Zacken in V 1 und tiefe bis nach V 6 herunterreichende S-Zacken sind typisch. Bei

Tabelle 4: *Elektrokardiographische Zeichen des Cor pulmonale*

Rechtsdrehung der elektrischen Herzachse
$S_I \ S_{II} \ S_{III}$-Typ
S_I und R_{III}
hohes R in $V_1 + V_2$
S in $V_5 + V_6$
rR, rSr, inkompletter Rechtsschenkelblock
T-Inversion, insbesondere V_1—V_4
P-pulmonale II, III, aVF, V_1-V_2

einem Großteil der Patienten mit einem Cor pulmonale findet man aber weniger typische Veränderungen. In Abb. 4 sind die Elektrokardiogramme von 5 Patienten gezeigt. Häufig findet man einen SI-, SII-, SIII-Typ. In manchen Fällen ist nur ein bis nach V 6 herunterreichendes S Hinweis auf eine Rechtsbelastung. In einem Teil der Fälle findet sich ein inkompletter Rechtsschenkelblock. Negativierungen rechtspräkordial sind ebenfalls Hinweise einer Rechtsbelastung. Besonders schwierig ist die Deutung des Elektrokardiogramms, wenn gleichzei-

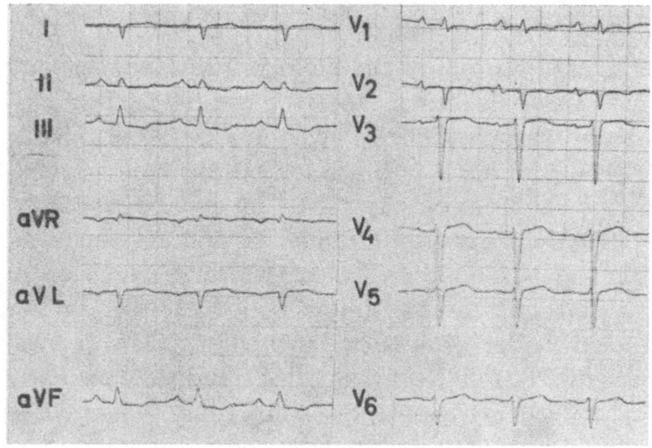

Abb. 3: EKG bei Cor pulmonale mit P-pulmonale, Rechtstyp des QRS, R in V1 und S bis V 6.

tig eine Linksbelastung des Herzens besteht wie bei dem 3. und 4. Patienten der Abb. 4. Rhythmusstörungen als Tachykardie sind häufig. Absolute Arrhythmien werden beim Cor pulmonale selten gefunden und sind kein typischer Befund. Das Auftreten von Rhythmusstörungen ist eher Hinweis auf eine Lungenembolie.

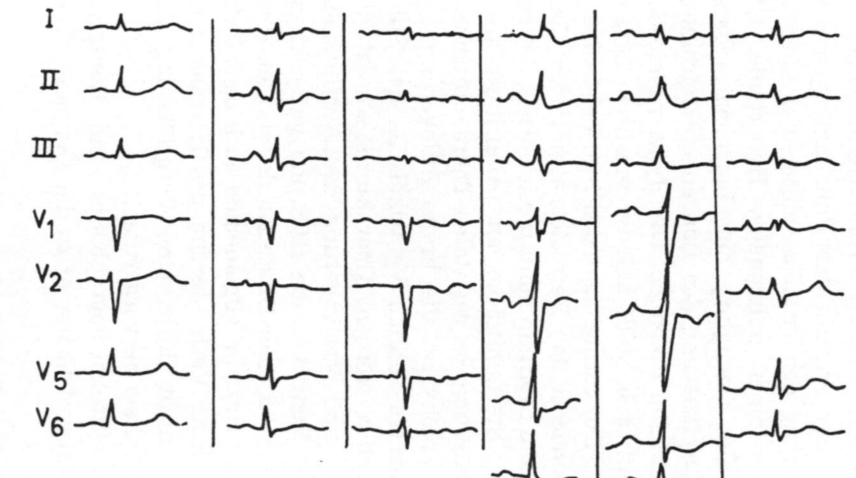

Abb. 4: EKG-Ableitungen bei einem Gesunden und 5 Patienten mit Cor pulmonale. Beim 3. und 4. Patienten mit Cor pulmonale bestand gleichzeitig eine arterielle Hypertonie.

c) *Röntgen*

Die radiologischen Hinweise auf ein bestehendes Cor pulmonale sind Zeichen der Rechtshypertrophie des Herzens und Veränderungen der Gefäße, die durch die pulmonale Hypertonie hervorgerufen werden (Tabelle 5) (3, 17, 18). Im sagittalen Strahlengang ist ein prominenter Pulmonalbogen und die Erweiterung des Truncus intermedius über 15 mm Zeichen einer pulmonalen Hypertonie. Oft läßt sich die Einengung der Lungenstrombahn an einer Rarefizierung der Lungengefäßzeichnung im Lungenmantel erkennen. Die Hypertrophie des rechten Ventrikels stellt sich im seitlichen Strahlengang dar. Der rechte Ventrikel füllt bei Größenzunahme zunächst den Retrosternalraum aus. Das Herz liegt dem Sternum dann breiter als $^1/_3$ der retrosternalen Sternumfläche an. Allerdings kann durch Erweiterung des sagittalen Thoraxdurchmessers beim Emphysem die breite Anlagerung des hypertrophierten rechten Ventrikels an das Sternum unmöglich werden. Charakteristisch ist die Erweiterung und Verlängerung der Ausflußbahn vom rechten Ventrikel, die früh und gut erkannt werden kann. Bei einer Dilatation des rechten Herzens wird das Herz im allgemeinen auch nach links verbreitert. Eine Verbreiterung des Herzens nach rechts wird nicht durch eine Vergrößerung des rechten Ventrikels hervorgerufen.

Klinische, elektrokardiographische und Röntgen-Befunde führen nicht immer zu der Diagnose eines

Tabelle 5: *Radiologische Zeichen des Cor pulmonale*

Verlängerte Ausflußbahn des rechten Ventrikels
Prominenter Pulmonalbogen
Erweiterung des Truncus intermedius der rechten Pulmonalarterie > 15 mm

Cor pulmonale trotz anatomisch nachweisbarer Rechtsherzhypertrophie. *Bernsmeier* (3) hat die Befunde von 250 Patienten retrospektiv zusammengestellt, bei denen durch Obduktion eine Rechtsherzhypertrophie, hervorgerufen durch Erkrankungen der Lungen und des Thorax, festgestellt worden war. Die klinischen Kriterien hatten in 60% zur Diagnose eines Cor pulmonale geführt. Typische Rechtsbelastungszeichen im EKG waren in 40% der Fälle und radiologische Veränderungen in 50% der Fälle festzustellen. Die Diagnose eines Cor pulmonale konnte in 80% der Fälle gestellt werden, wenn nur ein Kriterium positiv erwartet wurde, in 65% der Fälle, wenn 2, und in 20% der Fälle, wenn alle 3 Kriterien auf ein Cor pulmonale hinweisen mußten. Die Ergebnisse von *Bernsmeier* entsprechen den Erfahrungen anderer Autoren.

Retrospektive Untersuchungen sind von Dokumentationen zurückliegender subjektiver Beschwerden und Befunde wie epigastrische Pulsationen und Jugularvenenpuls abhängig. Elektrokardiogramm und Röntgen-Befund sind objektiv erhebbare Daten, die auch bei retrospektiver Betrachtung unverfälscht sind. Die objektiven Befunde Röntgen und Elektrokardiogramm erlauben jeweils nur in ca. 50% der Fälle die Diagnose des Cor pulmonale. Die durchschnittlich angewandte Untersuchungssorgfalt und Dokumentation lassen auf Grund der geschilderten Untersuchungen annehmen, daß typische subjektive klinische Symptome nur in 60% der Fälle die Rechtshypertrophie des Cor pulmonale erkennen lassen. Es ist aber zu erwarten, daß bei besonderer Erfahrung und Sorgfalt die klinischen Symptome der Rechtshypertrophie in mehr als 80% der Fälle festgestellt werden können. Epigastrische Pulsationen finden sich nach den Angaben von *Flint* (10) in 60 von 76 Patienten mit sicherer Rechtsherzhypertrophie.

Die Kriterien der WHO (3) und die geschilderten Untersuchungsmethoden gehen davon aus, daß ein Cor pulmonale vorliegt, wenn die Druckerhöhung im Lungenkreislauf bereits zur Hypertrophie des rechten Herzens geführt hat. Die Ausbildung der Rechtshypertrophie ist von Ausmaß und Dauer der Druckerhöhung im Lungenkreislauf abhängig. Das Cor pulmonale ist somit eine späte Folge der pulmonalen Hypertonie. Von praktischem klinischen und therapeutischen Interesse wäre es aber, wenn die Druckerhöhung im Lungenkreislauf frühzeitig erfaßt werden könnte. Durch direkte Messung des Druckes im Lungenkreislauf, die durch Einschwemmkathetertechnik erleichtert wird, kann der pulmonale Druck in Ruhe und unter Belastung gemessen werden (1, 14, 16). In Abb. 5 sind die Druckwerte in der Pulmonalarterie bei einem Patienten mit den typischen klinischen, radiologischen

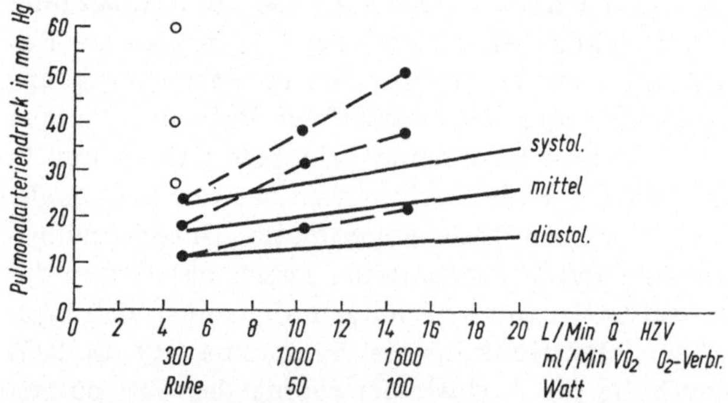

Abb. 5: Verhalten des pulmonalen Druckes bei einem 39jährigen Patienten mit spastischer Emphysembronchitis in Ruhe und unter Belastung (●) (Cor pulmonale incipiens) und einer 68jährigen Patientin mit Kyphoskoliose und manifester Herzinsuffizienz in Ruhe (O). Normalwerte als ausgezogene Linien eingezeichnet.

und elektrokardiographischen Zeichen eines Cor pulmonale mit offenen Kreisen eingezeichnet. Die Drucke sind in Ruhe bereits deutlich erhöht, und eine Belastung war nicht möglich. Bei einem weiteren Patienten (geschlossene Kreise) mit spastischer Emphysembronchitis ohne sonstige Zeichen einer Rechtsbelastung ist der Druck in Ruhe im Normbereich. Unter Belastung auf dem Ergometer steigt der diastolische und systolische Druck über das Normalverhalten des pulmonalen Druckes hinaus. Die pulmonale Drucksteigerung unter Belastung wird als Cor pulmonale incipiens (14) bezeichnet. In diesem Stadium kann es noch gelingen, die pulmonale Drucksteigerung durch Senkung des pulmonalen Strömungswiderstandes zu normalisieren.

Es ist versucht worden, Schweregrade des Cor pulmonale festzulegen (22). Das Cor pulmonale incipiens wäre das Stadium I, im Stadium II bestehen klinisch, radiologisch oder elektrokardiographisch Zeichen der Rechtsbelastung. Im Stadium III ist es zu einer Dekompensation des Cor pulmonale gekommen. Neben den Zeichen der Rechtsbelastung finden sich eine große Leber, gestaute Halsvenen und Ödeme oder Aszites.

Es ist zu erwarten, daß sich die Prognose des Cor pulmonale mit Durchlaufen der Stadien I—III verschlechtert. Genauere Zahlendaten über die Prognose des Stadiums I und ihre therapeutische Beeinflußbarkeit sind nicht verfügbar. Mit der Dekompensation des Cor pulmonale ist der Eintritt in ein prognostisch ungünstiges Stadium erfolgt. Die mittlere Überlebensrate beträgt nach Dekompensation (*Blum* [4]) im Mittel 15 Monate. Eine bessere Prognose nach Dekompensation eines Cor pulmonale geben *Stevens und Mitarb.* (26) an. Die mittlere Lebenserwartung betrug 3,8 Jahre. Patienten im Alter unter 50 Jahren überlebten im

Mittel 4,7 Jahre, Patienten über 50 Jahre 3,6 Jahre die erste Dekompensation. Im Gegensatz zu *Blum*, der eine retrospektive Studie anhand von Unterlagen anstellte, berichteten *Stevens und Mitarb.* über eigene, intensiv betreute Patienten.

Therapie

Die Therapie des Cor pulmonale (Tabelle 6) hat 2 Angriffspunkte:

1. Senkung des pulmonalen Druckes durch Verminderung oder Ausschaltung der Faktoren, die den pulmonalen Widerstand erhöhen.

2. Verhütung und Behandlung der Dekompensation des rechten Herzens.

Die Möglichkeiten, die Grundkrankheiten so zu behandeln, daß der pulmonale Druck absinkt, sind beschränkt. Für Lungenfibrosen und Lungengefäßsklerosen gibt es kaum eine wirksame Therapie. Die Verhinderung von Lungenembolien durch Antikoagulantien ist allerdings häufig sinnvoll. Am günstigsten sind die Ergebnisse einer kausalen Therapie bei der chronisch obstruktiven Bronchitis, wenn die Behandlung konsequent und intensiv durchgeführt wird.
Jegliches bronchitisches Symptom sollte mit allen Möglichkeiten wirksam behandelt werden. Die

Tabelle 6: *Therapie des Cor pulmonale*

Digitalis
Diuretika (Sali-Diuretika, Aldosteronantagonisten)
Behandlung der Bronchitis:
(Antibiotika, Steroide, Theophyllin, Inhalation)
Sauerstoff
Beatmung
Antikoagulantien

zweckmäßigen Maßnahmen sind: Vermeidung und Beseitigung von Inhalationsreizen, insbesondere das Rauchen, antibiotische Behandlung des Infektes, antiphlogistische Therapie mit Steroiden, broncholytische und sekretolytische Therapie durch Inhalation und Atemgymnastik.

Fibrinolytische und Antikoagulantien-Therapie sind bei Verschlechterung des Cor pulmonale durch Lungenembolien oder Verursachung des Cor pulmonale durch Lungenembolien angezeigt. Allerdings müssen bei Hemmung der Prothrombinsynthese durch Cumarin-Derivate die mit dem Kompensationsgrad des Herzens schwankenden Prothrombinwerte bedacht werden. Gefahren sind vorübergehende Steigerungen der Gerinnbarkeit mit rascher Bildung von Thromben oder aber eine zu starke Gerinnungshemmung mit Auslösung von Blutungen. Bei bestehender Dekompensation ist eine sinnvolle therapeutische Einstellung des Prothrombinwertes durch Cumarin nicht immer möglich. In diesen Fällen ist die intravenöse oder subkutane Injektion von Heparin zuverlässiger als die orale Cumarin-Therapie.

Die Dekompensation des Cor pulmonale sollte durch *prophylaktische Digitalis-Therapie* möglichst weit hinausgeschoben werden. Bei der Digitalisierung des Cor pulmonale ist zu beachten, daß die Empfindlichkeit gegenüber Digitalis beim Cor pulmonale erhöht sein kann. Ursachen der Digitalis-Überempfindlichkeit sind die Hypoxie, eine vorwiegend respiratorische Azidose durch Erhöhung des pCO_2 und eine Verminderung des Körperkaliums. Zeichen der Digitalis-Toxizität sind in erster Linie Rhythmusstörungen mit Tachykardien oder Extrasystolen. Trotz der Gefahr der Digitalis-Intoxikation durch erhöhte Digitalis-Empfindlichkeit sind die Patienten mit Cor pulmonale und Dekompensation erfahrungsgemäß selten überdigitalisiert. Vielmehr muß beachtet werden, daß der orale Digitalis-Bedarf bei Dekompensation ansteigt. Außer für Digitoxin besteht eine verminderte Resorptionsfähigkeit von Glykosiden. Es ist daher zu empfehlen, bei bestehender Dekompensation Digitalis-Präparate parenteral zu geben.

Zur *diuretischen Therapie* werden neben Salidiuretika beim Cor pulmonale Aldosteron-Antagonisten (Aldadiene = Aldactone A®, Triamteren = Jatropur®) bevorzugt. Vor allem die Kombination von Aldactone mit einem Salidiuretikum im Aldactone-Saltucin®, das auch intravenös gegeben werden kann, ist eine günstige diuretische Therapie des Cor pulmonale. Die Aldosteron-Antagonisten haben den Vorteil, den Kaliumgehalt des Organismus zu erhöhen und das Kalium zu konservieren. Weiterhin soll das Aldactone® die Digitalis-Empfindlichkeit senken und eine positiv inotrope Wirkung am Herzen entfalten.

Ein *Aderlaß* ist beim Cor pulmonale selten zweckmäßig. Die Zunahme der Erythrozyten im Blut ist eine sinnvolle Anpassung an die Hypoxämie (13). Jedoch steigt bei einem Hämatokritwert über 55% die Blutviskosität rapide an (17). Durch die erhöhte Blutviskosität nimmt der Perfusionsdruck in der Lunge zu. Eine Verdünnung des Blutes durch Aderlaß vermag den pulmonalen Druck zu senken und die Belastung des rechten Herzens zu mindern.

Sauerstofftherapie und Beatmung der Patienten mit dekompensiertem Cor pulmonale haben die Prognose in diesem Zustand deutlich verbessert (2, 6). Während Anfang der fünfziger Jahre nur ca. 20—30% der Patienten eine Dekompensation überlebten, liegen die Ergebnisse heute zwischen 50 und 75% (17). Sauerstoff und Beatmung greifen an einem der wesentlichsten Faktoren für die Entstehung der pulmonalen Hypertonie an. Durch eine verbesserte Sauerstoffspannung in den Alveolen sinkt der pulmonale Druck ab (2). Trotzdem ist die Anwendung dieser Therapie häufig problematisch. Unter Sauerstoffgabe besteht die Gefahr, daß durch Beseitigung der Hypoxämie als Atemreiz bei Unempfindlichkeit des Atemzentrums gegenüber Azidose und CO_2 eine Atemdepression mit Erhöhung des CO_2-Drucks und Kohlensäurenarkose eintritt. Die Sauerstoffgabe muß daher immer unter sorgfältiger klinischer Beobachtung und gelegentlichen Messungen des Kohlensäurepartialdruckes im Blut erfolgen. Die nasopharyngeale Sauerstoffzufuhr beträgt 2—3 Liter/Min. und wird zweckmäßig intermittierend 20minütlich mit $^1/_2$ Stunde Pause gegeben.

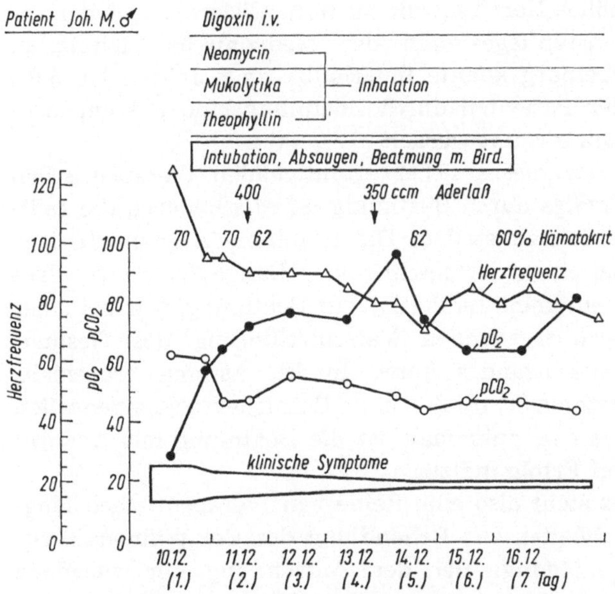

Abb. 6: Therapie des dekompensierten Cor pulmonale mit konservativen Maßnahmen und Beatmung.

Die Indikation zur Beatmung ist gegeben, wenn die
Kohlensäurespannung über 60 mm Hg ansteigt, der
Sauerstoffpartialdruck unter 30 mm Hg absinkt
und der Allgemeinzustand des Patienten schlecht
ist (2, 17, 21, 23). Abb. 6 zeigt den Erfolg einer
Beatmung unter den Bedingungen der kardialen
Insuffizienz und globalen Ateminsuffizienz. Gleichzeitig mit der Beatmung werden die konservativen
Behandlungsmaßnahmen mit Digoxin, Antibiotika,
Broncholytika und Sekretolytika weiter fortgesetzt.
Die für die Beatmung notwendige Intubation erlaubt, das die Atemwege verlegende Bronchialsekret abzusaugen. Unter diesen Bedingungen gelang
es im vorliegenden Fall, durch Beatmung über 4
Tage die klinische Symptomatik zu verbessern, Koh-
lensäurepartialdruck und Sauerstoffpartialdruck in
den Normbereich zu bekommen und die stark erhöhte Herzfrequenz zu normalisieren. Auf der In-
tensivpflegestation der Medizinischen Klinik in
Freiburg konnte innerhalb von 3 Jahren bei 50%
der Patienten durch Beatmung eine Rekompensation erreicht werden.
Trotz dieses sicher ermutigenden therapeutischen
Erfolgs durch Beatmung ist es schwierig, die Indikation zu stellen. Die terminale Ateminsuffizienz
bei einem fortgeschrittenen Lungenleiden ist allgemein keine Indikation zur Beatmung. Nur bei einer
vorübergehenden Verschlechterung des Gesund-
heitszustandes durch Infekt, Asthma bronchiale,
Asthma cardiale und Rechtsherzdekompensation
des Cor pulmonale ist die Beatmung mit Aussicht
auf Erfolg indiziert.
Es steht also eine Reihe von therapeutischen Möglichkeiten zur Behandlung des Cor pulmonale zur
Verfügung. Bei der Anwendung der einzelnen
Maßnahmen müssen aber Wirkungen und Nebenwirkungen jeweils sorgfältig abgewogen werden.

Die frühzeitige Erkennung eines Cor pulmonale ermöglicht es, die Dekompensation hinauszuschieben oder sogar zu verhindern. Die Diagnose des Cor pulmonale incipiens gibt sogar die Hoffnung, daß die Manifestation einer pulmonalen Hypertonie verhindert werden kann. Die kardiale Behandlung des Cor pulmonale steht bei Pulmonalsklerose, idiopathischer pulmonaler Hypertonie und Lungenfibrose im Vordergrund. Die Langzeitbehandlung mit Antikoagulantien bei thrombembolischer und medikamentös induzierter pulmonaler Hypertonie vermag bei einem großen Teil der Patienten den pulmonalen Druck wirksam zu senken (17). Insgesamt ist zu beachten, daß die Therapie des Cor pulmonale sorgfältig an den jeweiligen Krankheitszustand angepaßt werden muß. Bei ersten Zeichen der Dekompensation müssen die Dosierungen für Digitalis und Diuretika heraufgesetzt werden. Ambulant wird häufig die einmalige Gabe von Digitalis intravenös zusätzlich zur oralen Therapie eine manifeste Herzinsuffizienz verhindern können.

Schrifttum

1. *Bachmann, K., Günthner, W., Hofmann, H.* u. *Zerzawy, R.:* Zur Belastbarkeit des Cor pulmonale chronicum. Med. Klin. 65 (1970) 1561.
2. *Bergofsky, E. B.:* Cor pulmonale in the syndrome of alveolar hypoventilation. Progr. cardiovasc. Dis. 9 (1967) 414.
3. *Bernsmeier, A.:* Klinik des Cor pulmonale. Verh. Dtsch. Ges. inn. Med. 72 (1966) 509.
4. *Blum, A.:* Die Prognose des chronischen Cor pulmonale. Arch. Kreisl.-Forsch. 48 (1965) 57.
5. *Bove, K. E.* u. *Scott, R. C.:* The anatomy of chronic cor pulmonale secondary to intrinsic lung disease. Progr. cardiovasc. Dis. 9 (1966) 227.
6. *Bristow, J. D., Morris, J. F.* u. *Kloster, F. E.:* Hemodynamic of cor pulmonale. Progr. cardiovasc. Dis. 9 (1966) 239.

7. *Deibert, K.:* Pulmonale Hypertonie. Med. Klin. 64 (1969) 761.

8. *Edwards, J. E.:* Pulmonary hypertension of cardiac and pulmonary origins: Pathologic aspects. Progr. cardiovasc. Dis. 9 (1966) 205.

9. *von Euler, U. S.* u. *Liljestrand, G.:* Observations on the pulmonary arterial blood pressure in the cat. Acta physiol. scand. 12 (1946) 301.

10. *Flint, F. J.:* Cor pulmonale. Incidence and aetiology in an industrial city. Lancet 10 (1954) 51.

11. *Fowler, N. O., Black-Schaffr, B., Scott, R. C.* u. *Gueron, M.:* Idiopathic and thromboembolic pulmonary hypertension. Amer. J. Med. 40 (1966) 331.

12. *Giese, W.:* Morphologie des Cor pulmonale und seine Ursachen. Verh. Dtsch. Ges. inn. Med. 72 (1966) 469.

13. *Grosse-Brockhoff, F., Mürtz, R.* u. *Neuhaus, G.:* Die Polyglobulie als Kompensationsfaktor bei Morbus caeruleus. Z. Kreisl.-Forsch. 44 (1955) 700.

14. *Halhuber, M. J.:* Probleme der Prävention und Rehabilitierung bei Cor pulmonale chronicum. Med. Klin. 65 (1970) 1867.

15. *Heinrich, D.* u. *Diewitz, M.:* Pulmonale Hypertonie: Begriffsbestimmung, Ätiologie, Pathophysiologie und klinisches Bild. Med. Welt 23 (1972) 45.

16. *Hickam, J. B.* u. *Cargill, W.:* Effect of exercise on cardiac output and pulmonary arterial pressure in normal persons and in patients with cardiovascular disease and pulmonary emphysema. J. clin. Invest 27 (1948) 10.

17. *Nager, F.* u. *Bühlmann, A.:* Therapie und Prognose des chronischen Cor pulmonale. Schweiz. med. Wschr. 100 (1970) 135.

18. *Numberger, J.:* Radiologische Diagnostik des Cor pulmonale chronicum. Med. Klin. 65 (1970) 401.

19. *Otto, H.:* Cor pulmonale und pulmo cardialis aus der Sicht des Morphologen. Med. Klin. 65 (1970) 381.

20. *Pabst, K.:* Probleme des kardiogenen Schocks. Klin. Wschr. 47 (1969) 677.

21. *Rossier, P. H.* u. *Bühlmann, A.:* Cor pulmonale (respiratorischer Teil). Verh. Dtsch. Ges. inn. Med. 72 (1966) 491.

22. *Reindell, H., Doll, E., Steim, H., Bilger, R., Gebhard, W., Emmrich, J., Büchner, Ch.* u. *Schwilden, F.:* Zur Pathophysiologie der pulmonalen Hypertonie und des chronischen Cor pulmonale. Arch. Kreisl.-Forsch. 43 (1964) 3.

23. *Schölmerisch, P.:* Cor pulmonale — Pathogenese und Therapie. Therapiewoche 22 (1972) 975.
24. *Shepherd, J. T., Edwards, J. E., Burchell, H. B., Swan, H. J. C. u. Wood, E. H.:* Clinical, physiological and pathological considerations in patients with idiopathic pulmonary hypertension. Brit. Heart J. 19 (1957) 70.
25. *Stevens, P. M., Terplan, M. u. Knowles, J.:* Prognosis of Cor pulmonale. New Engl. J. Med. 269 (1963) 1289.

G. FRUHMANN

Respiratorische Insuffizienz

Klinische Gesichtspunkte und Therapievorschläge für die Praxis

Der praktische Arzt und der Kliniker müssen mit einer respiratorischen Insuffizienz rechnen, wenn die Funktion des Respirations-Apparates *zentral*, in den *oberen Luftwegen,* in den *tieferen* Abschnitten des Atemorgans, an der *Pleura* oder am *Thorax* gestört wird (Tabelle 1).

Tabelle 1: Übersicht über Ursachen einer respiratorischen Insuffizienz.

Zentral	Obere Luftwege	Bronchien	Pleura	Thorax
Trauma	Aspiration	Bronchopneumopathie	Ventil-Pneu.	Adipositas (Pickwick?)
Toxisch (Drogen?)	Unfall	„asthm. Bronchitis"	Schwarte	Myasthenie
Landry!		Fibrose		
Neurogen		Obstruktiv		Restriktiv

Schädeltrauma

Eine beginnende *Atemlähmung* droht beispielsweise nach einem Schädeltrauma. Hier sei auf folgendes hingewiesen: Wenn der Kopfverletzte oder der Patient mit einem apoplektischen Insult eine völlig regelmäßige tiefe Atmung aufweist, so ist das kein Grund zur Beruhigung. Im Gegenteil: Es wird vielfach zu wenig beachtet, daß dieser *maschinenmäßige Atemtyp* (Abb. 1) ein zerebrales Erregungsstadium signalisiert, das erhöhte Anforderungen an den zirkulatorischen und insbesondere oxydativen Stoffwechsel stellt. Der maschinenmäßige Atemtyp

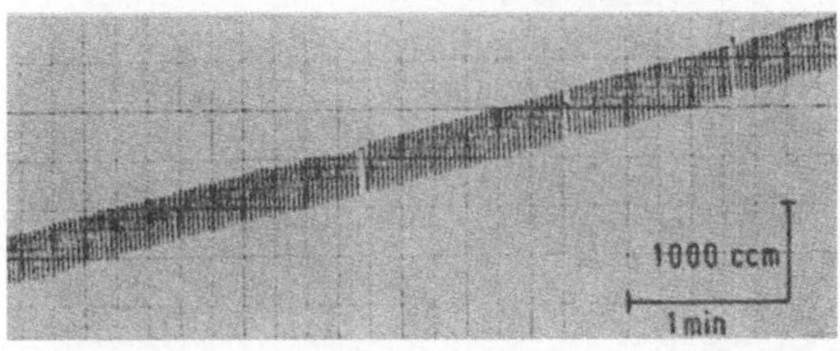

Abb. 1: „Maschinenmäßiger" Atemtyp, charakteristisch für zerebrales Erregungsstadium.

ist häufig der unmittelbare Vorläufer einer deletären respiratorischen Insuffizienz. Solche Zustände bedürfen deshalb einer sorgfältigen Überwachung, um unregelmäßig eingestreute Atempausen, wie sie die bedrohliche *Biotsche Atmung* kennzeichnen, zu erfassen und eine apparative Atemhilfe rechtzeitig einzusetzen.

Vergiftungen

Ähnliche Erregungszustände mit dem zerebralen, metronom-ähnlichen Atemrhythmus finden sich auch bei Vergiftungen. Wir konnten sie gelegentlich nach Drogenmißbrauch und zusätzlichem Alkohol-Abusus sehen.

Häufig finden wir eine bedrohliche Atemstörung bei *Intoxikationen* mit Morphin und ähnlich wirkenden Hypnotika. Der hierbei gelegentlich zu beobachtende *Cheyne-Stokessche Atemrhythmus* mit dem phasenartigen An- und Abschwellen von

Atemfrequenz und Atemamplitude (Abb. 2) ist hinlänglich als Signum malum ominis bekannt.

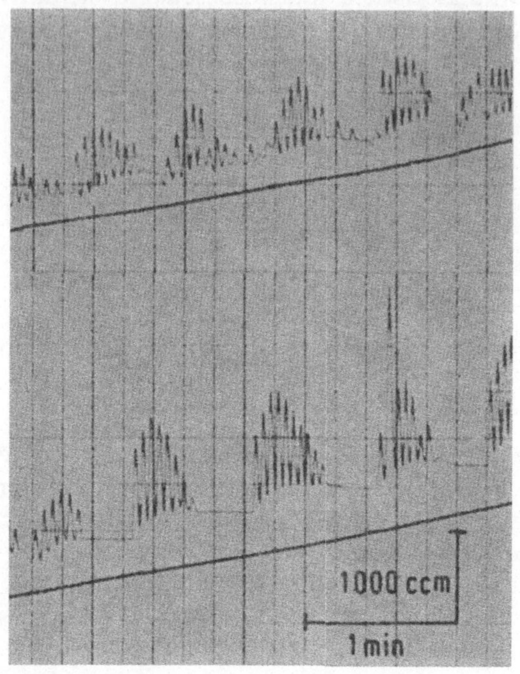

Abb. 2: Cheyne-Stokesscher Atemtyp. Oben: im Wachzustand; unten: im Schlaf.

Neurologische Krankheiten

Als Beispiel einer *neurogen* bedingten respiratorischen Insuffizienz ist die aufsteigende Landrysche Paralyse zu erwähnen, wie folgender Fall verdeutlichen soll:

Eine 28jährige Schuhverkäuferin bemerkt am Vormittag das Versagen ihres rechten Beines beim Besteigen der Regalleiter. Es knickt zusammen. Am Mittag ist die muskuläre Schwäche beider Beine derart fortgeschritten, daß sie sich aus der Kniebeuge nur mühsam erheben kann. Anamnestisch war vor etwa 2 bis 3 Wochen ein banaler grippaler Infekt vorausgegangen, und seit 1 bis 2 Tagen werden an den Fußsohlen Kältegefühl, Ameisenlaufen und ähnliche Parästhesien verspürt. Am nächsten Tag bestehen eine Paraplegie und eine motorische Schwäche im linken Oberarm. Jetzt hat die aufsteigende *Landrysche Paralyse* im Rahmen einer Polyneuritis ein alarmierendes Stadium erreicht: Kann der Arm nicht mehr seitlich gehoben oder gehalten werden, so spricht das für den Ausfall des Musculus deltoideus. Die Innervation zu diesem Muskel entspringt in denselben Halssegmenten C2—4 wie jene des *Nervus phrenicus*, nach dessen Ausfall mit einer akuten, lebensbedrohlichen Ateminsuffizienz zu rechnen ist, da die thorakale Atmung schon im Laufe der aufsteigenden Lähmung erlischt.

Durch Auflegen der flachen Hand auf die Magengrube vermag man während der willkürlich forcierten Inspiration die verbliebene Kraft des Zwerchfellmuskels grob abzuschätzen. Eine Tachykardie kann ebenso wie eine Blutdrucksteigerung die bedrohliche Ateminsuffizienz ankündigen, *eine Dyspnoe und eine Zyanose fehlen aber oftmals bei diesen akuten neurogenen Formen der respiratorischen Insuffizienz.*

Die Therapie in der Praxis besteht in der unverzüglichen stationären Einweisung. In der Klinik hat man, das kann aus Erfahrung nicht oft genug betont werden, diese Patienten intensiv zu überwachen.

Bei *akuter* respiratorischer Insuffizienz wird eine Respiratoratmung erforderlich, wenn die im arteriellen oder hyperämisierten Kapillarblut gemessene *Kohlensäure*-Spannung 45 mm Hg erreicht hat. Zur Kontrolle einer Dauerbeatmung eignet sich die Bestimmung der *Sauerstoff*-Spannung besser, da eine intrapulmonale Verteilungsstörung zwar ein erhöhtes Abrauchen der Kohlensäure, aber nur eine ungenügende Aufnahme von Sauerstoff und somit trotz niederem arteriellem pCO_2

eine ungenügende Sauerstoff-Sättigung bewirken kann.

Die kritische Reflexion, sind die *Atemwege wirklich frei,* ist immer wieder von Nöten und erstes Gebot im Notfall. An die lebensrettende Atemspende im Falle eines akuten Atemstillstandes bei Schock traumatischer, kardialer, toxisch-allergischer oder anderer Genese sei erinnert.

Ventilpneumothorax

Eine elementar bedrohliche, in ihrer Bedeutung häufig unterschätzte Situation kann durch einen Ventilpneumothorax entstehen. Sowohl spontan als auch nach einem Unfall kommt es in etwa 3% der Fälle mit Pneumothorax infolge einer Ventilstenose zum Überdruck im Pleuraraum.

Folgende Krankengeschichte diene als Beispiel:

Nach einem Frontal-Zusammenstoß erlitt ein 30jähriger Mann eine Dünndarm-Perforation, die sofort chirurgisch versorgt wurde. Dennoch erholte sich der Patient nicht, verfiel zusehends, und es entwickelte sich etwa 6 Stunden später ein bedrohlicher Status mit Kreislaufschock. Der Verunglückte wurde von einem auswärtigen Krankenhaus 80 km antransportiert und von Prof. *Pichlmair* in der chirurgischen Universitätsklinik München aufgenommen. Der klinische und radiologische Befund klärten rasch die Ursache des unmittelbar lebensbedrohlichen Zustandes: Das Atemgeräusch war beidseits aufgehoben, linksseitig ein tympanitischer Klopfschall, Mediastinalverschiebungen nach rechts. Abknicken der großen Gefäße, die Aorta ist auf dem Röntgen-Bild kaum mehr zu sehen, die Hohlvenen stellen sich als ein gestautes Bündel dar, links fehlt die Lungenzeichnung. Es bestand ein Ventil-Pneumothorax links.

Die Sofort-Therapie in Praxis und Klinik besteht in der Entlüftung der Gasbrust mittels eines Troikars, an den nach Möglichkeit ein gekappter Fingerling

gebunden ist, später im Anlegen einer Bülau-
Drainage, die in ein Gefäß mit Wasser geleitet
wird. Die Luft entweicht nach außen, kann aber
nicht mehr durch die Inspiration angesaugt werden.
Bei dem erwähnten Patienten hatte sich die Lunge
sodann nach mehreren Hustenstößen wieder voll
ausgedehnt, es erfolgte eine schlagartige Besserung,
und die Drainage konnte am 5. Tag entfernt werden.

Adipositas

In der Wohlstands-Gesellschaft treffen wir auf Personen mit einer extremen Adipositas. Eine von uns
beobachtete Patientin mit 199 kg Körpergewicht
wies eine alveolare Hypoventilation (Erhöhung des
Kohlensäure-Partialdrucks im arteriellen Blut:
Blutgaswerte Tabelle 2) auf. Allein durch Gewichts-
abnahme infolge einer Nulldiät gelang es, den Gasaustausch zu normalisieren. Wir können diese Form
der respiratorischen Insuffizienz als *pseudo-Pick-
wick-Syndrom* bezeichnen. Der klassische Pickwick-
Patient leidet nach der erstmaligen Beschreibung
von *Burwell* (1956) außer an Adipositas, alveolarer
Hypoventilation und — als Folge davon — einem
Cor pulmonale an intermittierenden Schlafanfällen
und an einer verminderten Erregbarkeit des Atemzentrums.

Chronisch obstruktive Bronchopneumopathie

Unter den einer respiratorischen Insuffizienz möglicherweise zugrunde liegenden Erkrankungen
(Tabelle 1, nimmt die chronisch obstruktive Bronchopneumopathie eine zentrale Stellung ein. Sie beginnt mit dem bronchitischen Syndrom, entwickelt

Tabelle 2: *Rückgang der alveolaren Hypoventilation nach Abmagerung einer stark übergewichtigen Patientin*

Adipositas		Art. Blut			
		pO_2	pCO_2	Stand. Bikarb.	pH
1,58 m		> 80	40	24	7,4
		mm Hg	mm Hg	mval/l	
1.	199 kg	54	50	28	7,39
2.	127 kg	80	33	21	7,38

1. Hypoxämie, CO_2-Retention, respir. Azidose (komp.)
   = alveol. Hypoventilation

2. Normoxämie, Hyperventilation, metabol. Azidose (komp.)

eine asthmoide Symptomatik und kann wesentlich zur Ausbildung eines *Lungenemphysems* beitragen. Sie gilt als häufigste Ursache der chronisch respiratorischen Gasaustauschstörung und der Rechtsherzinsuffizienz. Etwa ³/₄ aller Patienten mit *chronischem Cor pulmonale* haben sich dieses als Folge einer nicht ausheilenden, fortschreitenden, obstruktiven Bronchitis erworben. Prognostisch erleiden 25 bis 30% aller Patienten mit chronisch obstruktiver Bronchopneumopathie ein klinisch relevantes Cor pulmonale. Die Grundzüge ihrer Behandlung gelten auch für eine respiratorische Insuffizienz, die durch eine *Lungenfibrose* hervorgerufen wird, da fibrotische Lungenprozesse in fortgeschrittenen Stadien häufig von Bronchialobstruktionen begleitet werden.
Die klinische Symptomatik der chronischen Atemstörung wird von dem beherrschenden Leitsymptom Dyspnoe geprägt, die sich im Asthmaanfall bis zur Orthopnoe steigern und in die deletäre Apnoe übergehen kann. Das Asthma bronchiale ist durch das verlängerte, giemende Exspirium vom Lungenödem abzugrenzen, bei dem das rasselnde,

brodelnde und kochende Atemgeräusch mit Schaum-
austritt aus dem Mund im Vordergrund steht.
Man kann *zwei klinische Erscheinungsbilder* im
Verlauf der unspezifischen obstruktiven Bronchopneumopathie abgrenzen (Abb. 3). Einmal der aus
dem amerikanischen und schweizerischen Schrifttum als „Pink-Puffer" (= „rosa Keucher") bekannte dyspnoisch-pulmonale Typ. Er ist gekennzeichnet
durch die hervorstechende Atemnot und eine frühzeitige Emphysembildung. Die Atemarbeit gegen
visköse und elastische Widerstände ist stark erhöht.
Die Patienten keuchen und klagen über einen
trockenen Husten. Eine Zyanose tritt zunächst nicht
auf.
Dem dyspnoisch pulmonalen Typ steht das zyano-
tisch bronchiale Syndrom, bezeichnet als *„Blue
Bloater"* (= blau, aufgedunsen, geschwollen) gegenüber. Diese Kranken neigen zu intrapulmonalen

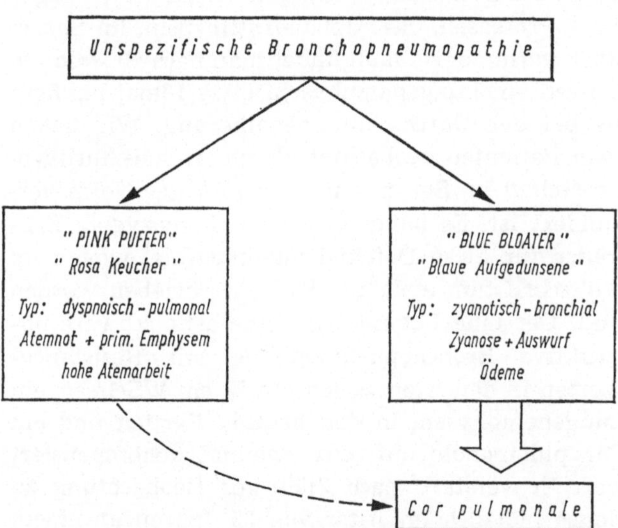

Abb. 3: Zwei klinische Erscheinungsformen der unspezifischen Bronchopneumopathie.

Shuntbildungen, die die Zyanose erklären, ferner zu reichlichem Auswurf.

Besonders hier entwickelt sich frühzeitig ein dekompensiertes Cor pulmonale. Mischformen zwischen „Pink Puffer" und „Blue Bloater" sind nicht selten.

Alpha$_1$-Antitrypsin-Mangel

Aus der *Molekular-Biologie* wissen wir, daß Proteasen, also Enzyme, die molekularbiochemisch Eiweiß zerstören, das Lungengewebe andauen können; diese Fermente stammen aus Bakterien und aus Leukozyten während eines infektiösen Entzündungsschubes. Durch ihre Inhalation ist in letzter Zeit im Tierversuch ein schweres Lungenemphysem erzeugt worden (Tabelle 3*).

Ist bei Personen mit einem genetisch verankerten Synthesedefekt der wichtigste Schutzstoff gegen diese Proteasen, das Alpha$_1$-Antitrypsin, im Serum stark vermindert, dann findet man nach *Eriksson u. Laurell* ein Lungenemphysem etwa 16mal häufiger als bei der Durchschnittsbevölkerung. Wir haben zwei Patienten beobachtet, deren Alpha$_1$-Antitrypsin-Gehalt im Serum auf etwa 10% der Norm vermindert ist. Es handelt sich um homozygote Erbträger für diese Defekt-Proteinopathie, wovon im Weltschrifttum etwa 120 Fälle beschrieben worden sind. Der eine Patient wies eine sehr schwere obstruktive Bronchopneumopathie mit Resistance-Werten in den Atemwegen um 23 cm WS/1/sec, ein Lungenemphysem in den basalen Partien und ein Cor pulomonale auf, das zweimal dekompensiert war. Er verstarb nach 2jähriger Beobachtung zu Hause plötzlich im Alter von 35 Jahren an einem akuten Herzversagen. Der andere leidet mit 44 Jahren an ähnlichen Erscheinungen in geringerem

Tabelle 3: *Schema zur Erläuterung des Zusammen-hanges zwischen Alpha$_1$-Antitrypsin-Mangel und Lun-generkrankung.*

Alpha$_1$-Antitrypsin = 80% der Alpha$_1$-Globuline

Fehlen   (homozygot)
Starke Reduktion (heterozygot)

↓

mangelhafter Schutz
gegen (bakterielle, leukozytäre) Proteasen

↓

chron. Entzündung + Autodigestion

↓

Bronchitis + Emphysem

Ausmaß. Beobachtet man auch heterozygote Merkmalsträger mit einem Alpha$_1$-Antitrypsin-Mangel im Serum von etwa 50% der Norm, so kann man nach Untersuchungen englischer Gruppen 10 bis 15% Defektträger in einem stark selektierten Krankengut mit Lungenemphysem erwarten.

Therapie

Die Therapie der chronisch obstruktiven Broncho-pneumopathien stützt sich auf das Wissen über ihre Pathogenese (Abb. 4). Die Bronchialobstruktion entsteht durch *Bronchospasmus, Schleimhautödem* und pathologische *Sekreteindickung.* Ihr Auftreten wird begünstigt von allergischen oder immunopathologischen, psychischen und infektiösen Vorgängen. Das Prinzip der Behandlung beruht auf den drei Einwirkungsmöglichkeiten: *Bronchialerweiterung — Infektbekämpfung — physikalische Therapie* (Tabelle 4).

Als Basistherpaie dient die Verabreichung von wirkungsvollen *Mukolytika* oder Sekretomotorika in hoher Dosierung (z. B. tgl. 3×2 Tbl. Bisolvon®). Katecholaminähnliche *Broncholytika* haben nach wie vor, wenn auch durch eine fortschrittliche Entwicklung eingeschränkt, ihren festen Platz in der Therapie. Sie wirken bronchialkrampflösend und abschwellend auf die Schleimhaut. Allerdings kann ihre Verabreichung im kleinen Kreislauf Veränderungen hervorrufen, die das intrapulmonale Kurz-

Tabelle 4: *Therapie der obstruktiven Bronchopneumopathie.*

Bronchial-erweiterung	Infekt-Bekämpfung	Physikalische Therapie
Mukolytika + Sekretomotorika		Vorsichtiges Bewegungs- und Abhärtungs-Training
	Antibiotika	
		Aerosol-Inhalation
Spasmolytika		
	Antimykotika	Atemgymnastik
Antiphlogistika (Kortikoide)		Respirator

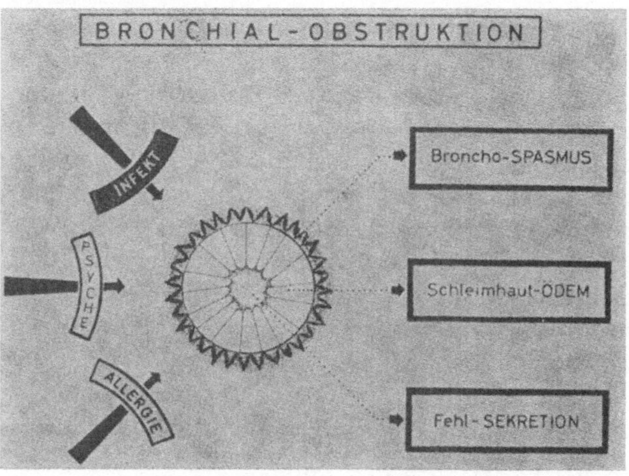

Abb. 4: Pathogenese der Bronchial-Obstruktion.

schlußblut stärker ansteigen lassen als die alveolare
Ventilation, so daß trotz der besseren Belüftung
der Sauerstoff-Partialdruck im arteriellen Blut ge-
ringgradig absinkt. *Zu warnen ist* vor einer Überdosierung, kenntlich an einer Tachykardie und
Steigerung des Blutdruckes. Sie verstärkt die
Atemnot ihrerseits zusätzlich. In diesen Fällen ist
die stationäre Einweisung sofort erforderlich, da alle
weiteren Versuche mit Katecholamin-Abkömmlin-
gen akut lebensbedrohlich werden können. Es ist
auch bekannt, vor allem von Kindern, daß Patienten mit reichlichem Verbrauch von Beta-Rezeptoren-Stimulatoren eine erhöhte Mortalität aufweisen. Nach einer jüngsten epidemiologischen Studie
in den USA ist Mitte der 60er Jahre in England,
nicht aber in anderen europäischen Ländern, die
Mortalität an Asthma beträchtlich angestiegen (Abb.
5). Ein Zusammenhang mit den damals ausschließlich in Großbritannien vertriebenen Dosier-Aerosolen mit überhöhten Konzentrationen kreislaufak-
tiver Broncholytika ist naheliegend.
Die Entwicklung der letzten Jahre stellte uns aus
dieser Gruppe Wirkstoffe zur Verfügung, die sich
bei annäherend gleich starkem und eher länger an-
haltendem broncholytischem Effekt durch eine geringere Kreislaufwirkung (Tachykardie, Hypertonie) auszeichnen. Als solche kommen die in Abb. 6
nach dem bekannten Alupent® aufgeführten Substanzen in Betracht.
Eine Bronchialerweiterung wird ferner erzielt
durch die Verwendung von *Antiphlogistika*. Vielfach werden Pyrazolonkörper und Kalzium-Injek-
tionen nicht ausreichen. Das wirksamste Mittel
gegen die mit klassischen Medikamenten nicht be-
einflußbare, multiple Bronchialobstruktion sind die
Kortikoide. Deshalb muß ihr Einsatz, und zwar mit
der Grundregel: *häufig kurz und hoch dosiert*, an-

stelle von verzettelten Dauerdosen, nachdrücklich
empfohlen werden, sofern nicht Gegenindikationen,
vorwiegend Magen-Darm-Ulzera, ihre Anwendung
verbieten. Die Gefahr einer Infekt- und auch Tu-
berkulose-Exazerbation oder die Manifestation
eines latenten Diabetes schätzen wir weniger hoch
ein.

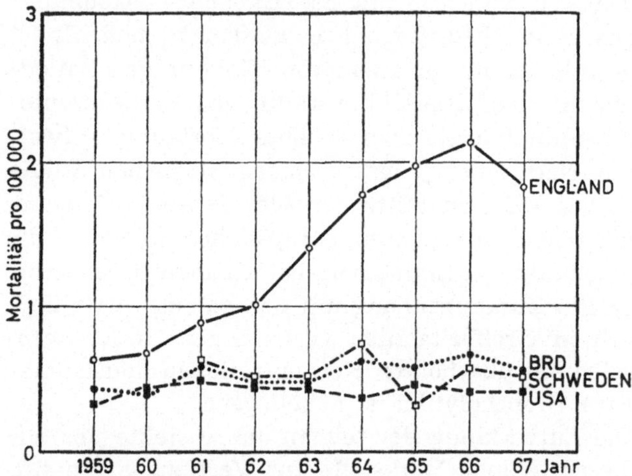

Abb. 5: Jährliche Sterbeziffer von 5- bis 34jährigen Personen an Asthma bronchiale (*Stolley*, 1972). Die Steigerung in England wird mit den damals verwendeten
Dosier-Aerosolen in Zusammenhang gebracht, die im
Vergleich mit anderen Ländern dort eine wesentlich
höhere Wirkstoff-Konzentration an Broncholytika enthalten haben.

Etwa 25% der schweren Fälle von Bronchialobstruktionen bedürfen der Dauer-Kortikoid-Therapie. Man
verabreicht als initialen Stoß etwa das Fünffache der
Cushing-Schwellendosis, das sind 50 mg Prednisolon,
40 mg Triamcinolon oder 5 mg Betamethason für 3
Tage. Die Wirkung auf den Bronchialbaum tritt oftmals erst nach 12 oder mehr Stunden ein, so daß man
während der akuten Bronchialobstruktion nicht auf

184

Beta-Rezeptoren-Stimulatoren, wie Alupent®, Berotec®, Bricanyl® usw. verzichten kann. Nach 3 Tagen vermindert man die Anfangsdosis um ein Viertel, nach weiteren 3 bis 4 Tagen verabreicht man die Hälfte der initialen Medikation und vom 10. Tag an werden 10 mg Prednisolon oder 8 mg Triamcinolon ausreichen; nach etwa 2 weiteren Wochen versucht man die Kortikoid-Dosis langsam abzubauen. Jeder erneute bronchial-obstruktive Schub bedarf bei diesen Kranken auch einer erneuten Kortikoid-Stoßbehandlung.

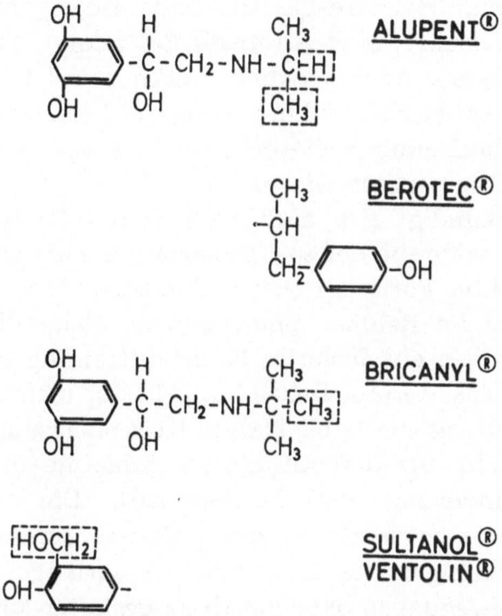

Abb. 6: Entwicklung neuerer, mit Alupent® verwandter broncholytischer Substanzen, die eine geringere Wirkung auf den Kreislauf ausüben.

Hinsichtlich der *antiobiotischen Therapie* sprechen biochemische Untersuchungen des Bronchialskretes von *Bürgi* nachhaltig dafür, daß Antibiotika nur im Stadium der entzündlichen, bronchitischen Exazerbation und nicht als Dauerprophylaxe nützen. Eine ausgedehnte Untersuchung des Medical Research

Council in England führte zu dem gleichen Schluß. Die Permeabilität der Blut-Bronchial-Schranke nimmt mit fortschreitender Besserung des bronchitischen Schubes rasch ab, so daß die erfolgreich gegebenen Antibiotika in der Schleimhaut und im Auswurf wieder fehlen. Hierdurch kommt es zum Überleben und erneuten Wuchern der kurz vor der Vernichtung stehenden Keime, also zum lokalen Rezidiv. Entzündliche Spaltprodukte wie Desoxyribonukleinsäure-Fasern und Isoenzyme im Bronchialsekret sind Ausdruck des akuten Infekts. Diese Spaltprodukte nehmen nach 1 bis 2 Tagen antibiotischer Behandlung ab, sie reichern sich aber im Verlauf einer weiteren Einnahme von Antibiotika 7 Tage später wieder an.

Damit kündigt sich auch klinisch das Bronchitis-Rezidiv während der sog. Dauerprophylaxe an.

Bei leichter Form der chronisch obstruktiven Bronchitis ist im Rahmen *physikalischer Behandlungs-Maßnahmen* ein dosiertes Kreislauftraining zweckmäßig. Als Aerosol-Behandlung leistet oftmals die Zerstäubung von 1- bis 2%iger Kochsalzlösung gute Dienste für die Befeuchtung der Schleimhäute und zur Linderung des Hustenreizes. Die Atemgymnastik hat zum Ziel, mit Hilfe von Summ- und Sprechübungen das Exspirium zu verlängern, die Atembewegungen ökonomisch zu gestalten und mit geeigneten Maßnahmen die Beweglichkeit des Zwerchfells zu steigern.

Wichtiges Gebot für die Therapie der *schweren* respiratorischen Insuffizienz ist die *Restitution des pulmonalen Gasaustausches*. Ist die Kohlensäureausscheidung noch nicht beeinträchtigt, sondern *nur* eine *Hypoxämie* vorhanden, so genügt zunächst die *Anreicherung der Inspirationsluft mit Sauerstoff*. Dies geschieht in der Praxis durch Anwendung einer Nasensonde, Nasenbrille oder kleinen Maske bei einem Zustrom von etwa 2—3 l technisch reinem Sauerstoff pro Minute; intermittierende Pausen müsen zur Verhütung eines Atemstillstandes vor allem dann eingefügt werden, wenn gleichzeitig neben der *Hypoxämie auch eine Hyperkapnie*, also ein erhöhter Kohlensäure-Spiegel im Blut vorliegt. In diesen Fällen ist der kritiklose Griff zur Sauerstoff-Flasche gefährlich! Etwa 20% der Kranken mit fortgeschrittener respiratorischer Insuffizienz und Kohlensäure-Anreicherung im arteriellen Blut reagieren auf eine Erhöhung der inspiratorischen O_2-Spannung mit einem Atemstillstand. Bei diesen Personen mit respiratorischer Azidose wird die Atmung häufig nur mehr durch den hypoxämischen Stimulus in Gang gehalten. Beraubt man diese Patienten des hypoxämischen Atemantriebes durch unkontrollierte Sauerstoff-Zufuhr, so droht trotz Verminderung der Zyanose die Erstickung. Man weist durch Messung der Blutgase nach, wie in derartigen Situationen nach Zufuhr von Sauerstoff die Kohlensäure-Spannung bis zu einem bedrohlichen Ausmaß ansteigt.

Prophylaktisch kann man dem *Ausfall* des *hypoxämischen Atemantriebes* mit der Verabreichung von Atemstimulantien, etwa Micoren® i. m. oder Vandid® in 4- bis 6stündigen Intervallen begegnen.

Sonst sind *Atemstimulantien* bei fortgeschrittener Bronchopneumopathie selten indiziert, da die vermehrte Atemanregung die Atemarbeit aufgrund der Obstruktion unverhältnismäßig steigert und so den *Sauerstoff-Bedarf* stärker *erhöht* als durch die vermehrten Atembewegungen nachgeliefert werden kann.

Die zweckmäßige Therapie der schweren respiratorischen Insuffizienz mit einer Kohlensäure-Retention im arteriellen Blut erfolgt in der Regel mit

einer apparativen Atemhilfe. Auch bei chronisch
obstruktiven Bronchopneumopathien kann man
durch die intermittierende, positive Druckbeat-
mung mit einem Bird- oder einem Draeger-
Assistor-Gerät den erhöhten Kohlensäurespiegel im
arteriellen Blut nachhaltig senken. Beispiele zeigt
die Abb. 7*).
Es gelingt, das sauerstoffangereicherte Gasgemisch
gefahrlos inhalieren zu lassen, da die evtl. ausfal-
lenden spontanen Atemantriebe von der Atemma-
schine übernommen werden. Außerdem ist die Verabreichung eines Aerosols durch den Respirator
günstig zu gestalten. Durch die Verbesserung der
Blutgasverhältnisse erzielt man eine Verminderung
des Druckes in der Arteria pulmonalis und trägt
somit therapeutisch zur Behandlung des Cor pulmonale bei, die selbstverständlich zusätzliche Maßnahmen wie Meiden körperlicher Anstrengungen,
Digitalisierung, Gaben von Diuretika usw. erfordert.
Auch für die *Therapie einer respiratorischen Azidose* ist die Anhebung der alveolaren Belüftung
durch eine mechanische Beatmung entscheidend.
Nur hierdurch können die angesammelten saueren
Valenzen in ausreichendem Maße aus dem Organismus entfernt werden. Die Anwendung von chemischen Puffer-Substanzen (Amin-Puffer, THAM,
Tris-aminomethan usw.) ist wegen ihrer Wirkung
auf die Lage der Sauerstoff-Dissoziationskurve und
wegen der Gefahr einer zentralen Atemdepression
umstritten. Sie ist höchstens in der initialen Phase,

---

*) Entnommen aus der Dissertationsarbeit von *H. Ol-
brich:* (Zusam-Klinik, Chefarzt Dr. *E. Gossner):* „Untersuchungen zur Therapie mit der intermittierenden
Positiv-Druck-Beatmung bei fortgeschrittener Lungen-
tuberkulose und anderen chronischen Lungenerkrankungen." München 1972, referiert von *G. Fruhmann.*

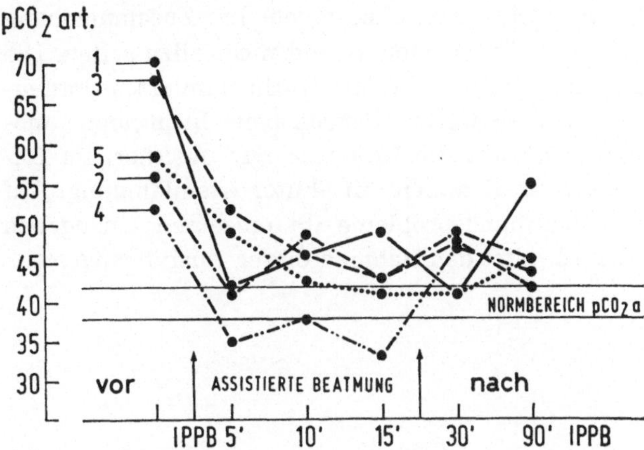

Abb. 7: Abfall des arteriellen Kohlensäure-Partial-
druckes nach assistierender Beatmung mit einem Respirator bei Patienten mit alveolarer Hypoventilation.

bis eine adäquate Ventilation erzielt wird, von
Nutzen. Ähnliche Einschränkungen gelten auch für
die Empfehlung von Karboanhydrase-Hemmern.
Die Anwendung der Respiratorbeatmung bleibt in
erster Linie der Klinik vorbehalten, obwohl sie
auch in der Praxis sinnvoll durchgeführt werden
kann. Man wird für die häusliche Behandlung den
Draeger-Assistor oder das Bird-Gerät empfehlen.
Zweckmäßig beatmet man bei der fortgeschrittenen
obstruktiven Bronchopneumopathie „assistiert"
mittels Maske täglich 3- bis 4mal 15 bis 20 Minuten.
Achten muß man auf eine ausreichend lange Inspi-
rationsdauer, während der mit mäßigem Druck eine
mittelstarke Strömungsgeschwindigkeit auftritt.
Bei zu großem Druck und hohen Strömungs-
schwankungen kann der Beatmungsversuch infolge
der Bronchialobstruktion mißlingen.
Bei schwerster respiratorischer Insuffizienz mit Be-
wußtseinsstörungen kommen eine *Intubation*, die
mehrere Tage bleiben kann, und eine *Tracheotomie*

in Betracht. Komplikationen im Zusammenhang
mit einer Tracheotomie sind nicht allzu selten. Die
Respirator-Therapie am tracheotomierten Patienten mit schwerer obstruktiver Bronchopneumopathie bessert die Prognose nur unsicher, im Gegensatz zu Kranken mit akuter Atemlähmung. Auf
die Beatmungsprobleme im einzelnen einzugehen
überschreitet den Rahmen dieser Ausführungen.

Sachregister